일러두기

뇌미인 트레이닝을 함께 하실 여러분을 환영합니다!

뇌미인 트레이닝은 좌우 양쪽 페이지로 구성됩니다.

왼쪽 페이지는 뇌건강에 유익한 정보와 나의 삶을 돌이켜보고 계획하는 활동으로 구성되어 있으며, 오른쪽 페이지에는 주의집중력과 기억력, 시공간 능력, 계산능력, 전두엽 기능, 그리고 언어능력의 다양한 인지문제가 수록되어 있습니다.

매일의 활동에 들어가기 전에,

뇌미인 트레이닝은 한 권당 3개월 (12주) 과정으로 구성되어 있습니다. 뇌미인이 되기 위한 인지건강 수칙인 '진인사대천명 + 3高'을 깊이 새겨두시고, 책에 있는 일주일 계획을 꼼꼼히 세워보시기 바랍니다. 뇌미인 칼럼도 찬찬히 읽어가면서 두뇌건강을 위해 하루 20분씩 꾸준히 노력과 시간을 투자하여 인지문제를 풀어보세요.

인지문제를 풀 때는 많은 생각이 필요하고, 답을 여러 번 고쳐 써야 할 수 있으므로 볼펜보다는 연필과 지우개를 사용하는 것이 좋습니다.

문제의 정답은 한 주 활동이 끝나면 그 다음 페이지에 게재되오니 참고하시기 바랍니다.

매일매일 빠지지 않고 꾸준히 하루 20분!!!

뇌미인 트레이닝으로 치매를 이기는 진정한 뇌미인이 되시기 바랍니다.

도서출판 뇌미인
주소 : 경기도 남양주시 사릉로 34번길 21. 105동 509호
전화번호 : 031) 592-2353
이메일 : brainbeauty365@gmail.com

치매예방학습지

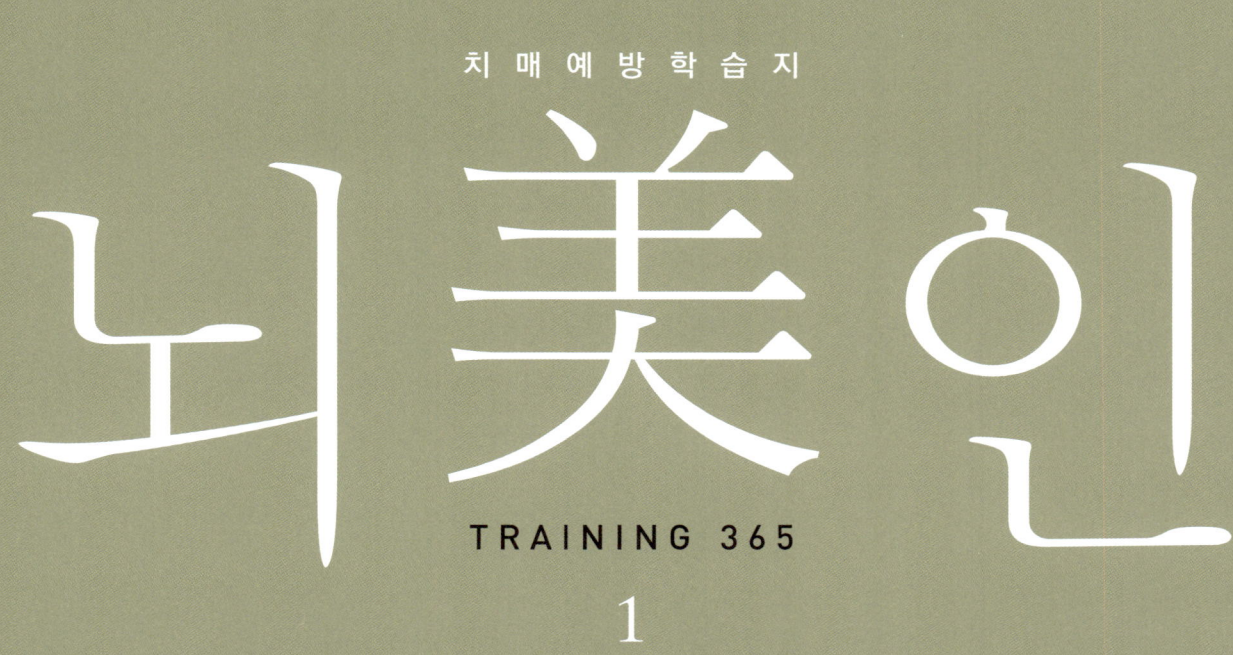

뇌美인
TRAINING 365
1

{ **치매없는 아름다운 뇌만들기 프로젝트** }

매일 매일 두뇌 트레이닝이 당신의 뇌를 젊게 만듭니다.
얼굴 관리하듯 뇌 관리하여 치매없이 아름답게 살수 있습니다.
오늘 당신의 생각이, 운동이, 금연이, 끼니가 뇌미인을 만듭니다.

들어가는 말

뇌미인 트레이닝365 발간에 즈음하여

갈수록 치매 환자가 늘어나고 있습니다. 전세계 학자와 제약회사들이 치매 약제를 개발하고 있으나 아직은 특효약이 없는 상황이며, 설령 약이 개발된다고 해도 일단 치매 단계로 진행된 후에는 효과가 그리 크지 않을 것으로 생각됩니다. 따라서 "Prevention is the best medicine"이라는 표현처럼 치매에 있어서는 '예방이 최고의 약'입니다.

저는 과거 20여년 동안 치매 환자와 더불어 살면서 치매 극복이라는 화두를 가지고 많은 연구와 생각을 해 왔습니다. 그 결과 "치매에 걸리지 말고 혹시 걸리더라도 '예쁜 치매'가 되자"라는 한 문장으로 제 생각을 요약하였습니다.

어떻게 해야 치매를 예방할 수 있을까요?

그 답은 '진인사대천명+3高'에 있습니다. 우리는 2010년 아주대학교 의과대학 이윤환 교수님의 주관 하에 전세계 12,105건의 문헌을 고찰하여 'PASCAL'이라는 인지건강수칙을 만들었고, 이를 세계적 권위의 국제의학잡지인 〈International Psychogeriatrics〉에 게재했습니다. 이 논문은 이 잡지에서 2010년 한 해 동안 가장 많이 읽힌 논문으로 꼽힐 정도로 큰 관심을 불러 모았습니다. PASCAL은 Physical activity(규칙적인 운동), Anti-smoking(금연), Social activity(활발한 사회활동), Cognitive activity(적극적인 두뇌활동), Alcohol-in moderation(절주), Lean body mass and healthy diet(뇌 건강 식사)의 첫 글자를 딴 명칭입니다. 저는 이를 우리 국민들이 쉽게 외우고 생활 속에서 적용할 수 있도록 돕고자 진인사대천명(진땀나게 운동하고, 인정사정 없이 담배 끊으며, 사회활동과 긍정적인 사고를 하고, 대뇌 활동을 적극적으로 하고, 천박하게 술 마시지 말고, 명을 연장하는 식사를 하자)으로 명명하였습니다.

또한 많은 논문을 참고한 결과, 진인사대천명에 3高(고혈압, 고혈당, 고지혈증)를 조절하고, 숙면과 재미있게 사는 삶까지 더하면 거의 완벽한 치매 예방활동이 된다는 것을 알게 되었습니다. 실제로 생활습관을 바꾸면 전세계 치매 환자를 반으로 줄일 수 있다는 내용의 연구 결과가 많이 알려져 있습니다. 그래서 이 책에는 매주 한 번씩 진인사대천명 활동 기록을 통해 나의 생활습관을 점검하게 되어 있습니다. 매우 중요한 활동이므로 빠짐없이 규칙적으로 기록해 보시기 바랍니다.

또 저는 연구를 통해서 대뇌활동이 얼마나 중요한지를 실감하였습니다. 정상 노인을 대상으로 치매를 연구하면서 아무런 처치도 시행하지 않은 대조군에게 3년 간격으로 두 번에 걸쳐 뇌 MRI를 촬영한 뒤 대뇌피질의 두께를 비교했을 때, 생각보다 많은 부위가 얇아지는 것을 목격하고 놀라움을 금할 수 없었습니다(조한나/나덕렬, Neurobiol Aging. 2013). 그러나 정상 노인으로 구성된 실험군에게 로봇을 이용하여 규칙적인 인지훈련을 시행하고 MRI를 촬영한 결과 대조군과는 달리 대뇌피질이 두꺼워지는 것을 직접 관찰했고(김건하/나덕렬, PLoS One. 2015), 이 연구 결과를 통해 우리 국민들에게 많은 희망을 줄 수 있다고 생각했습니다. 그래서 이 책을 집필하게 된 것입니다. 매일 매일 조금씩 문제를 풀면서 뇌에 알통을 만드는 것은 매우 중요합니다. 실제로 최근 인하대학교 최성혜 교수가 현재 문제집과 유사한 문제를 경도인지장애 환자에게 적용한 결과, 치매 예방효과가 뚜렷하다는 것을 발표하였습니다.

그리고 만약 치매에 걸리더라도 우리는 평소 마음 공부를 통해 '예쁜 치매'가 될 수 있습니다. 예쁜 치매는 두 가지를 반복하면 가능합니다. 그 중 하나는 뇌 속의 긍정신경망을 두껍게 만드는 것입니다. 이 책은 긍정신경망을 두껍게 만드는 구체적인 방법을 제시하고 있습니다. 즉, 내 주위 사람을 떠올리면서 그는 어떤 사람인지 평가해 보는 것입니다. 만약 A는 못됐다, B는 얄밉다, C는 성격이 불 같다 등 당신이 떠올리는 사람 대부분을 부정적으로 평가하고 있다면 그들이 나쁜 것이 아니라 그 사람을 바라보는 당신의 마음이 부정적일 수 있다는 점을 간과해서는 안됩니다. 다시 말해, 주위 사람에 대한 평가 점수가 곧 나의 긍정지표가 되는 것입니다. 하루에 한 번씩 주위 사람을 떠올리면서 나의 긍정점수를 매기다 보면 1년 이내에 많은 변화가 찾아 옵니다.

예쁜 치매가 되는 또 하나의 방법은 내 마음 속 깊은 곳을 들여다 보면서 화와 시기, 비판하는 마음, 억울함, 공격성을 하나씩 다스리는 것입니다. 이 책에서는 예쁜 치매가 되는 방법과 과정을 소개하고 있는데, 이 과정을 꾸준히 훈련하면 평소 나의 삶이 행복해지고 만에 하나 치매에 걸리더라도 가족을 괴롭히지 않는 예쁜 치매가 될 것입니다.

부디 이 책을 통해 많은 분들이 치매를 예방하고 행복한 노년 생활을 지내시기를 간절히 바랍니다.

2015년 11월 저자 나 덕 렬

나의 뇌를 웃게 하고 치매를 예방하는 '진인사대천명＋3고'
'盡人事待天命＋3高'

▶ **진**땀나게 운동하고
매일 운동하는 사람은 알츠하이머병이 생길 확률이 80% 낮다.

▶ **인**정사정없이 담배 끊고
흡연을 시작해 25~30년 정도 지나면 알츠하이머병의 위험이 250% 증가한다.

▶ **사**회 활동과 긍정적인 사고를 많이 하고
혼자서 외롭게 지내는 사람은 치매에 걸릴 확률이 1.5배나 높다.

▶ **대**뇌 활동을 적극적으로 하고
TV 시청 등 수동적인 정신 활동만 하면 인지장애에 걸릴 확률이 10% 증가한다.

▶ **천**박하게 술 마시지 말고
과음과 폭음은 인지장애에 걸릴 확률을 1.7배나 높인다.

▶ **명**을 연장하는 식사를 하고
비만인 사람이 3년 후 치매에 걸릴 확률은 정상 체중인 사람에 비해 1.8배 높다.

▶ **3고**를 조정한다 (고혈압, 고혈당, 고지혈증)
고혈당, 고혈당, 고지혈증은 전두엽을 벗겨낸다.

꼭 이루고 싶은 간절한 꿈

1.

2.

3.

4.

5.

월요일

일주일 계획

이번 일주일을 생각하며 해야 할 일들을 정리해보세요.

꼭 해야할 일들 :

월 :

화 :

수 :

목 :

금 :

중요한 약속 / 만날 사람 :

재미난 계획 :

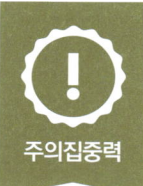

주의집중력

배수 연결

01-1

5의 배수를 찾아 색칠해 보세요. 색칠한 것을 연결 했을 때 어떤 숫자가 나오는지 맞혀 보세요.
(5의 배수는 5로 나누었을 때 딱 떨어지는 숫자를 말합니다)

56	43	12	19	22	34	57	59	44	41	21
24	91	78	77	64	62	51	47	23	27	33
13	15	10	25	55	61	75	80	110	5	153
146	40	147	201	84	203	125	122	152	50	94
68	45	121	67	148	119	130	66	151	85	63
113	65	35	30	60	107	106	149	104	140	158
144	112	83	111	70	129	132	76	137	90	96
69	114	187	199	115	82	74	138	103	95	81
91	184	92	194	200	118	139	93	134	145	133
71	120	105	100	185	128	86	123	116	180	127
143	142	101	99	141	98	131	102	97	136	117
89	72	88	109	73	108	87	78	124	126	79

매일의 단어 문제 | 다음의 초성으로 만들 수 있는 단어를 20개 이상 적어 보세요.

[ㄱㄱ] 감기,

화요일

뇌美인 칼럼 01

얼굴 미인 보다 뇌미인이 되라

우리는 피부 관리, 옷 관리, 돈 관리, 인맥 관리 등 많은 관리를 한다. 그러나 정작 가장 중요한 뇌 관리는 하지 않는다. 왜 그런 것일까? 그 이유는 피부나 얼굴은 눈에 보이지만 뇌는 보이지 않기 때문이다. 사람들이 자신을 관리하는 이유는 자기 만족도 있지만 주변으로부터 사랑을 받고 싶기 때문이다. 당신이 정말로 사랑받는 사람이 되고 싶다면 먼저 뇌미인이 되어라.

A는 67세 여성분이다. 키 158cm에 몸무게가 78kg이다. 젊었을 때는 날씬했으나 여가시간에 TV나 보면서 운동하지 않고 살다가 비만이 되어버렸다. 외모관리는 충실했으나 건강관리는 하지 않고 있다가 결국 당뇨, 고지혈증, 고혈압이 심해졌고 뇌졸중도 앓았다.

B는 48세 남성분이다. 중견기업 차장인데 술과 담배가 문제다. 사교와 사업상 가지는 한두잔의 술자리가 결국 복부비만의 원인이 되었고 운동도 통 하지 않았다. 얼마 전 건강검진에서 고혈압, 당뇨, 고지혈증이 있다고 통보받았다.

C는 25살 청년이다. 대학을 휴학한 상태이다. 하루 종일 컴퓨터 화면과 휴대폰 화면에 눈이 팔려있다. 번쩍거리는 화면에 눈을 떼지 못하고 아무 생각 없이 당장의 신기하고 재미있는 것만 쫓는다. 책을 읽지 않으니 생각을 조리있게 표현하지 못하고, 상대방의 의도도 읽어 내지 못한다. 앞쪽뇌(전두엽)가 생기를 잃어가고 있다.

D라는 여성이 있다. 29세이다. 살을 뺀다고 굶기를 밥 먹듯이 한다. 배고픔을 참다가 어느 순간 무너지면서 과자나 초콜릿으로 끼니를 때운다. 그러면서도 커피는 자주 마신다. 뇌세포에 꼭 필요한 영양소는 적절히 공급되지 않아 뇌가 쫄쫄 굶고 있는 꼴이다.

A, B, C, D 모두 비만, 성인병, 술과 담배, 볼거리 억제 못함증, 지나친 다이어트와 카페인 중독에 빠져있고 뇌미인이 되는데 장애가 되는 생활습관에 물들어있다. 이제부터 운동을 하고, 술 담배를 끊고, 인터넷, 핸드폰, TV를 자제하면서 대신 나는 누구인가, 나는 무엇을 하려고 하는가를 생각하고, 영양가있는 음식들을 제때 섭취해서 얼굴과 외모를 관리하듯 뇌를 관리해 모두 뇌미인이 되도록 노력해야된다.

[눈에 보이는 얼굴보다 더 중요한 것은 보이지 않는 나의 두뇌이다.
얼굴 관리하듯 뇌관리하여 100살까지 아름답게 사는 뇌미인이 되자.]

출처 : 위즈덤하우스의 〈뇌美인〉

01-2

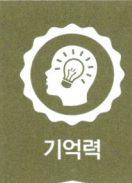

기억력

글자 위치 기억

표 안에는 꽃 이름이 적혀있습니다. 꽃 이름 7개를 찾아 동그라미 표시하고, 이름과 위치를 기억해 보세요.
왼쪽 표를 가리고 기억한 것을 오른쪽 표에 작성해 보세요.

유	채	장
국	화	미
민	동	백
들	모	수
레	란	련

유		장
	동	
		수
레		

기억해 볼까요? 위의 두 표를 가리고 기억한 꽃 이름을 찾아 동그라미 표시해 보세요.

개나리, 유채, 초롱, 무궁화, 동백, 수선화, 수련, 금낭화, 민들레, 데이지, 장미, 목련, 모란, 해바라기,
철쭉, 히아신스, 국화, 코스모스, 양귀비

매일의 단어 문제 | 아래 제시된 초성을 보고 동물 이름을 맞혀 보세요.

〈예시〉 ㄱㅇㅇ → 고양이

1. ㅇㅅㅇ
2. ㅇㄹ말
3. ㅎㅇ에ㄴ
4. ㅋㅃㅅ
5. 하ㅁ

6. ㄱ린
7. ㄴㅌ
8. ㄷㄷㅈ
9. ㄱㄹ라
10. ㄱㅂㅇ

수요일

최근 일주일 '뇌미인' 활동 (진인사 대천명 / PASCAL)

진 땀나게 운동하고 : PHYSICAL ACTIVITY
약간 숨이 찰 정도로 일주일에 3번 이상 유산소 운동(걷기, 달리기, 수영, 자전거 타기 등)을 한다.
추가로 근력운동, 스트레칭, 요가를 하면 더 좋다.

• 지난 일주일 간 평균 운동횟수는?

안했다　　　1~2번　　　3번 이상

인 정사정없이 담배 끊고 : ANTI-SMOKING
담배를 피우면 피가 끈적끈적 해져서 뇌혈관이 잘 막힘. 절대 피우지 말아야 함!

• 지난 일주일 담배 피운 횟수는?

하루 10개피 이상　　하루 10개피 이하　　전혀 피우지 않았다

사 회활동과 긍정적인 사고를 많이 하고 : SOCIAL ACTIVITY
마음에 맞는 사람들과 자주 만나고 대화하며, 지역사회의 다양한 사회활동에 참여한다.

• 지난 일주일 간 사람들과 만난 횟수는?

전혀 안 만났다　　　1~2번　　　3번 이상

대 뇌 활동을 적극적으로 하고 : COGNITIVE ACTIVITY
말하기, 글쓰기, 토론하기, 발표하기, 독서하기, 새로운 것 배우기(외국어, 스마트폰 사용법),
강의듣기 등 적극적으로 머리쓰는 활동을 한다.

• 하루 평균 독서 및 공부한 시간은?

전혀 안 했다　　　30분 이상　　　60분 이상

천 박하게 술 마시지 말고 : ALCOHOL IN MODERATION
과음과 폭음은 인지장애에 걸릴 확률을 1.7배나 높인다. 마시더라도 일주일에 1잔 3회 이하로 줄인다.
(1잔 : 맥주는 맥주잔, 소주는 소주잔, 양주는 양주잔)

• 지난 일주일 마신 술의 양은?

8잔 이상　　　4~7잔　　　3잔 이하

명 을 연장하는 식사를 하라 : LEAN BODY MASS AND HEALTHY DIET
비만이 되지 않도록 식사량을 조절하고, 채소, 과일, 견과류, 두부, 계란, 생선, 닭가슴살, 우유 또는 두유, 현미밥 등
균형 잡힌 건강한 식사와 물을 충분히 섭취하면서 수면에 문제가 없는 한 차를 마시면 좋다.

• 체중 : (　　　kg) / 책의 마지막 페이지를
　참고해서 비만도를 체크해본다.

	저체중	표준	과체중	비만
BMI	18.5 미만	18.5~23	23 이상	25 이상

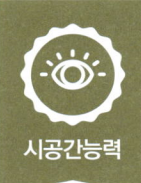

시공간능력

글자 회전

01-3

사자성어 입니다. 예시와 같이 글자를 180도로 회전하여 적어 보세요. 내 앞에 사람이 앉아 있다 생각하고, 앞사람이 봤을 때 올바른 방향의 글자가 되도록 상상하면서 글자를 적어 보세요. 단, 종이를 돌리면 안 됩니다.

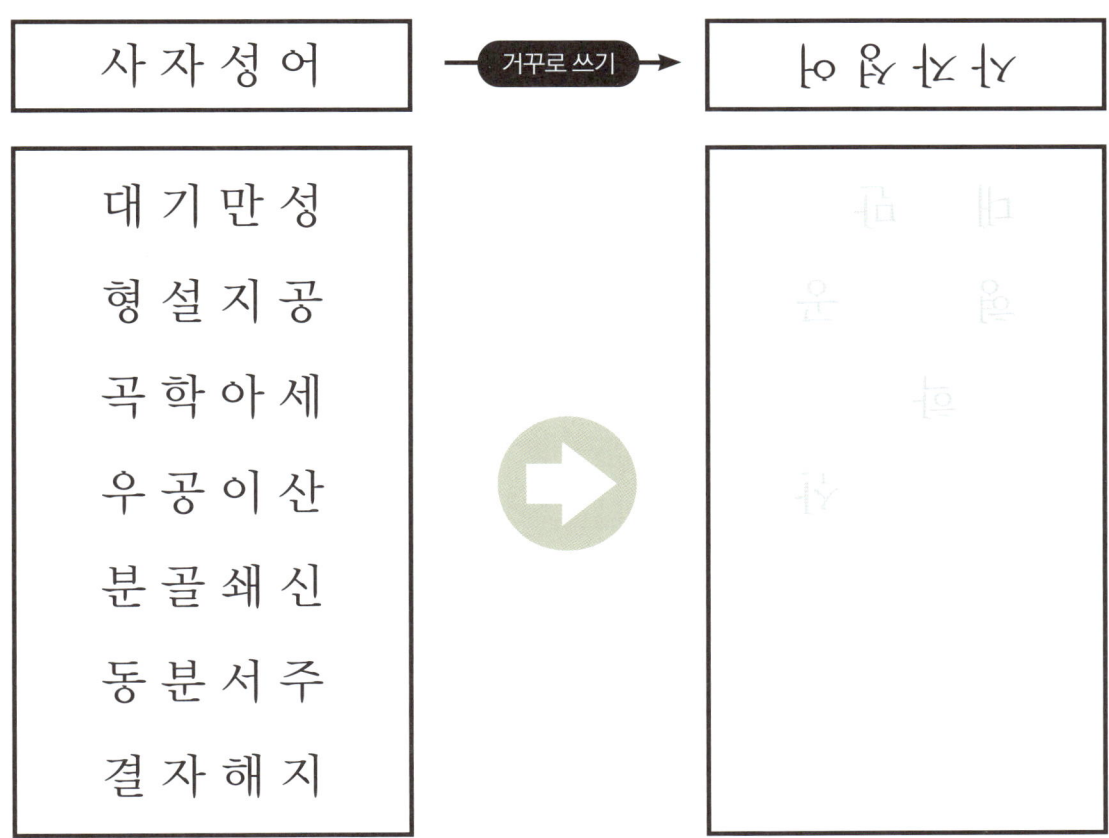

| 사자성어 | → 거꾸로 쓰기 → | ㅏㅓ셩자사 |

대 기 만 성
형 설 지 공
곡 학 아 세
우 공 이 산
분 골 쇄 신
동 분 서 주
결 자 해 지

매일의 단어 문제 | 두 글자씩 짝을 지어 단어를 만들어 보세요. (글자는 중복해서 사용해도 됩니다)

```
고    하    진
기       어리
   교       정
주          부
류       술
```

진주
_____
_____
_____
_____
_____

목요일

뇌美인 에세이

나는 무엇을 할 때 가장 행복한가?
나를 행복하게 만드는 것은 무엇인가?

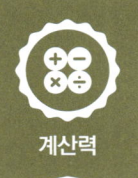

숫자 계산

1~9까지의 숫자를 한 번씩만 사용하여 아래의 식을 완성해 보세요.
가로줄과 세로줄에 제시되어 있는 숫자의 합이 모두 맞아야 합니다.

{ 1 , 2 , 3 , 4 , 5 , 6 , 7 , 8 , 9 }

☐ + ☐ + ☐ = 15
+   +   +
☐ + 1 + ☐ = 12
+   +   +
4 + ☐ + ☐ = 18
=   =   =
18   8   19

매일의 단어 문제 | 다음의 초성으로 만들 수 있는 단어를 20개 이상 적어 보세요.

[ㄱㅁ] 강물,

금요일

일주일 정리

이번 한 주 내가 한 일들을 떠올려보세요.
기억력 향상에 많은 도움이 됩니다.

월 : ....

화 : ....

수 : ....

목 : ....

금 : ....

이번 주 만난 사람 :

....

....

....

....

....

나의 긍정점수

지난 한 주 만난 사람, 주위 사람들을 떠올리고 한 사람씩 평가해 보세요.
그 평가가 바로 당신의 긍정 정도를 말해 줍니다.

대상										
점수 (100점 만점)										

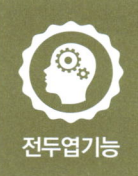

스도쿠

전두엽기능

〈가로 줄〉, 〈세로 줄〉, 〈작은 9칸의 네모〉 안에 1~9의 숫자를 중복되지 않게 한 번씩 채워 넣으세요.
빈칸이 적은 줄부터 시작해 보세요.

4	9	1	7	6	8	2	3	5
5	8	7	4		2	9	1	
2	3	6				4	7	8
9	6			2	5	3		7
1		2					8	9
7		3	9	8	4	6		1
6		4	8	5			9	
3				6	4	7		5	2
8	7	5			3	1	6	

매일의 단어 문제 | 아래 제시된 초성을 보고 동물 이름을 맞혀 보세요.

〈예시〉 ㄱㅇㅇ → 고양이

1. ㄷㅅㄹ
2. ㄱㅅㄷㅊ
3. ㅎㄹㅇ
4. ㅋㄱ루
5. ㅇㄱ아ㄴ

6. ㅊㅁㅈ
7. ㅌㅈ
8. ㅂ쥐
9. ㄷㄹ쥐
10. ㄱㅈ새

1주 # [정 답]

01-1 [주의집중력 _ 배수 연결]

56	43	12	19	22	34	57	59	44	41	21
24	91	78	77	64	62	51	47	23	27	33
13	**15**	**10**	**25**	**55**	61	**75**	**80**	**110**	**5**	153
146	**40**	147	201	84	203	125	122	152	**50**	94
68	**45**	121	67	148	119	130	66	151	**85**	63
113	**65**	**35**	**30**	**60**	107	106	149	104	**140**	158
144	112	83	111	**70**	129	132	76	137	**90**	96
69	114	187	199	**115**	82	74	138	103	**95**	81
91	184	92	194	**200**	118	139	93	134	**145**	133
71	**120**	**105**	**100**	**185**	128	86	123	116	**180**	127
143	142	101	99	141	98	131	102	97	136	117
89	72	88	109	73	108	87	78	124	126	79

[매일의 단어 문제]

가감, 가게, 가격, 가곡, 가공, 가구, 간교, 갈구, 갈기,
감각, 감격, 감금, 감기, 거국, 건기, 경계, 경기, 계기,
고개, 고객, 고공, 고관, 고교, 고국, 고급, 고기, 곤경,
공간, 공갈, 공감, 공개, 공구, 공기, 곶감, 과거, 관계,
관광, 교감, 교관, 구경, 국경, 국군, 군기, 궁금, 극기,
글귀, 금기, 기계, 기관, 기구, 기권, 기금

등 기타 다른 단어도 있습니다.

01-2 [기억력 _ 글자 위치 기억]

유	채	장
국	화	미
민	동	백
들	모	수
레	란	련

개나리, 유채(O),
초롱, 무궁화, 동백(O),
수선화, 수련(O),
금낭화, 민들레(O),
데이지, 장미(O),
목련, 모란(O),
해바라기, 철쭉, 히아신스, 국화(O),
코스모스, 양귀비

[매일의 단어 문제]

1. 원숭이
2. 얼룩말
3. 하이에나
4. 코뿔소
5. 하마
6. 기린
7. 낙타
8. 두더지
9. 고릴라
10. 거북이

01-3 [시공간능력 _ 글자회전]

대 기 만 성
형 설 지 공
곡 학 아 세
우 공 이 산
분 골 쇄 신
동 분 서 주
결 자 해 지

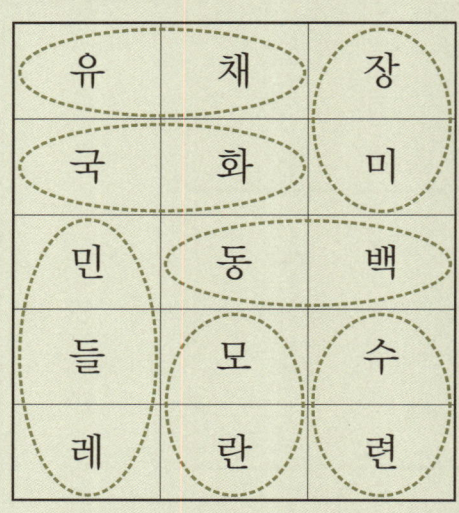

[매일의 단어 문제]

고교, 고기, 고리, 고부, 고어, 고정, 고진, 교류, 교리,
교정, 기고, 기교, 기류, 기부, 기술, 기정, 부고, 부류,
부진, 부하, 술어, 어류, 어부, 정교, 정기, 정부, 정술,
정진, 주기, 주류, 주부, 주술, 주어, 진교, 진기, 진리,
진부, 진술, 진정, 진주, 하류, 하정, 하주

등 기타 다른 단어도 있습니다.

[시공간능력 _ 글자회전]

- 대기만성 : 큰 사람이 되기 위해서는 많은 노력과 시간이 필요함을 나타내는 말
- 형설지공 : 가난한 사람이 반딧불과 눈빛으로 글을 읽어가며 고생 속에서 공부함을 일컫는 말
- 곡학아세 : 자기가 배운 것을 올바르게 펴지 못하고 그것을 굽혀가면서 세속에 아부하여 출세하려는 태도나 행동을 가리키는 말
- 우공이산 : 어리석은 사람이 산을 옮김. 우직하게 한 우물을 파는 사람이 큰 성과를 거둔다는 말
- 분골쇄신 : 뼈가 가루가 되고 몸이 으스러질 만큼 온 힘을 다하는 모습
- 동분서주 : 동쪽 서쪽으로 분주히 달려 나감
- 결자해지 : 매듭을 묶은 자가 풀어야 한다는 뜻으로, 일을 저지른 사람이 일을 해결해야 한다는 말

출처 : 네이버 지식백과

01-4 [계산력 _ 숫자 계산]

6	+	2	+	7	=	15
+		+		+		
8	+	1	+	3	=	12
+		+		+		
4	+	5	+	9	=	18
=		=		=		
18		8		19		

[매일의 단어 문제]

가마, 가면, 가명, 가문, 가뭄, 가미, 갈망, 강물, 개미, 거명, 거물, 거미, 경마, 경멸, 경미, 고막, 고물, 고민, 곡명, 곡물, 공물, 괴물, 교만, 교묘, 구매, 구멍, 구명, 국물, 그물, 근무, 기미, 기밀

등 기타 다른 단어도 있습니다.

01-5 [전두엽기능 _ 스도쿠]

4	9	1	7	6	8	2	3	5
5	8	7	4	3	2	9	1	6
2	3	6	5	1	9	4	7	8
9	6	8	1	2	5	3	4	7
1	4	2	3	7	6	5	8	9
7	5	3	9	8	4	6	2	1
6	2	4	8	5	1	7	9	3
3	1	9	6	4	7	8	5	2
8	7	5	2	9	3	1	6	4

[매일의 단어 문제]

1. 독수리
2. 고슴도치
3. 호랑이
4. 캥거루
5. 이구아나
6. 칠면조
7. 타조
8. 박쥐
9. 다람쥐
10. 공작새

월요일

일주일 계획

이번 일주일을 생각하며 해야 할 일들을 정리해보세요.

꼭 해야할 일들 :

월 :

화 :

수 :

목 :

금 :

중요한 약속 / 만날 사람 :

재미난 계획 :

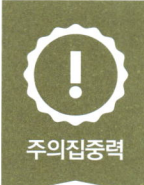

글자 찾기

글자판에서 글자 '강'을 모두 찾아 색칠해 보세요.
글자 '강'을 연결했을 때 어떤 글자가 나오는지 맞혀 보세요.

갈	감	갓	갈	갑	갓	갈	감	갑	갈	감	갑	갈	감	김
갈	길	갓	길	감	갈	갓	김	갑	강	감	김	갈	갑	갈
갓	감	강	강	강	강	강	김	갓	강	감	김	갈	감	갓
감	길	강	길	감	길	강	감	길	강	강	강	김	갓	갑
갑	감	강	길	감	길	강	감	강	강	김	갑	갈	갑	김
갓	감	강	강	강	강	김	갈	강	감	김	김	갈	갓	감
갈	길	갑	갓	길	갑	갓	감	갑	김	감	갓	갈	김	갓
갑	길	갈	길	강	강	강	강	강	강	갓	갑	김	갑	갓
갓	갈	김	갑	갈	갓	김	갈	갓	강	김	갓	갈	김	갈
갑	김	갈	김	강	강	강	강	강	감	김	김	갈	갑	갈
감	감	갓	감	강	김	감	김	갈	감	김	김	갈	갈	갓
갈	갑	길	갓	강	강	강	강	강	강	갓	갓	갑	김	갈
감	김	갈	갑	김	갓	감	갑	갓	김	감	갑	갈	갓	감

매일의 단어 문제 | 다음의 초성으로 만들 수 있는 단어를 10개 이상 적어 보세요.

[ㄱ ㄴ] 기능,

화요일

뇌美인 칼럼 02

뇌 관리 안하면 뇌가 추해진다.

뇌 관리를 하지 않았을 때 뇌가 얼마나 미워지는지, 몇 가지 예를 보여주려고 한다. 첫번째 예는 술을 마시면 뇌세포가 죽는다는 것이다. 특히 앞쪽뇌가 많이 손상된다. 아래의 그림을 보자. 뇌 MRI의 수평단면이다. 건강검진에서 뇌 촬영을 한 것인데 왼쪽 사람의 뇌에 비해 오른쪽 사람의 뇌는 앞쪽 뇌가 헐렁하게 나왔다. 오른쪽 사람에게 알코올 병력을 물어보면 십중팔구 술을 많이 마신 사람이다. 알코올 섭취가 많은 사람의 뇌

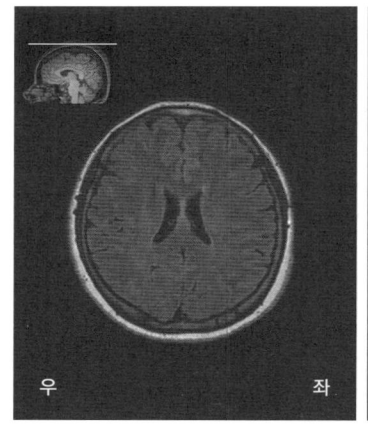 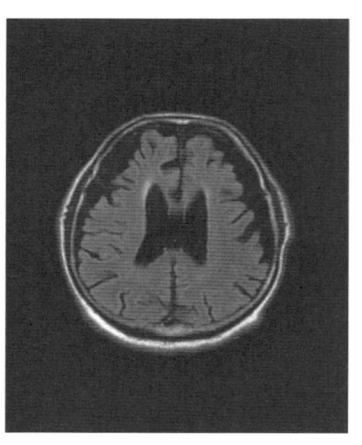

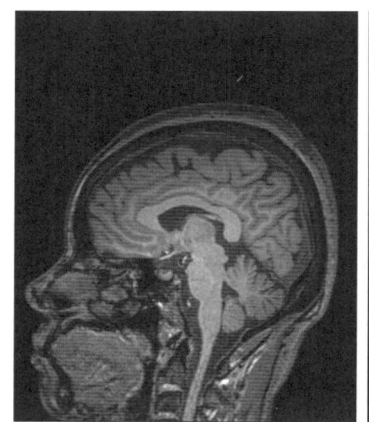 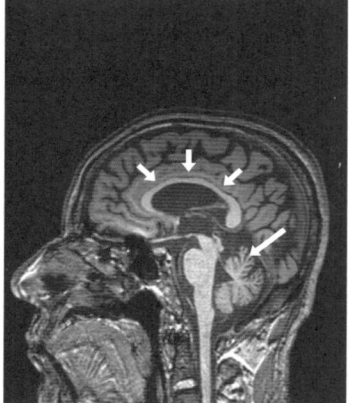

는 앞쪽뇌의 세포가 손상되어 위축되어 보인다. 또한 가운데 보이는 어덟팔자 모양의 검은 음영은 뇌실인데 이 역시 뇌가 위축되면서 상대적으로 공간이 더 생겨서 크게 보인다. 또한 술을 많이 먹는 사람은 좌우 뇌를 연결하는 큰 신경 줄인 뇌량(뇌들보)의 크기도 감소한다.

사진을 보면 왼쪽 정상인과 비교했을 때, 오른쪽인 경우 뇌량(작은 화살표)이 작다. 또한 뇌 전체가 더 성글고 작은 골(큰화살표)이 작다. 최신 개발된 '확산텐서MRI기법'을 이용하면 뇌의 다른 부위들을 연결하는 신경 줄의 굵기를 잴 수 있는데, 알코올 섭취가 많은 사람은 역시 전두엽을 연결하는 뇌량의 신경 줄이 끊어져 있는 것을 발견했다. 결국 술을 많이 마시면 뇌가 망가지는 것이다.

[술을 많이 마시면 평소 하지 않던 실수를 할 뿐만 아니라
뇌에 치명적인 해가 된다는 것을 잊어서는 안된다.]

출처 : 위즈덤하우스의 〈뇌美인〉

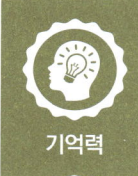

짝꿍 단어 기억

세 개씩 묶어진 단어를 쉽게 기억하기 위해 이야기를 만들어서 외워 보세요.

왼쪽 내용을 종이로 가리고, 단어와 그림의 짝을 찾아 선으로 연결하세요.

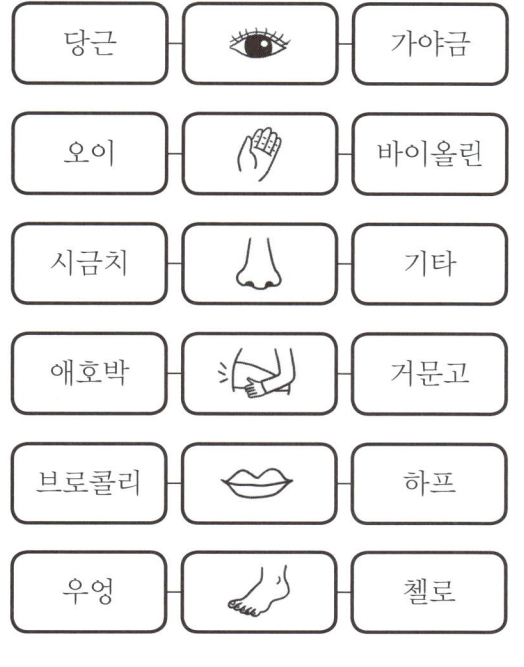

예시) 당근은 눈을 맑게하고 가야금 소리는 마음을 맑게한다.

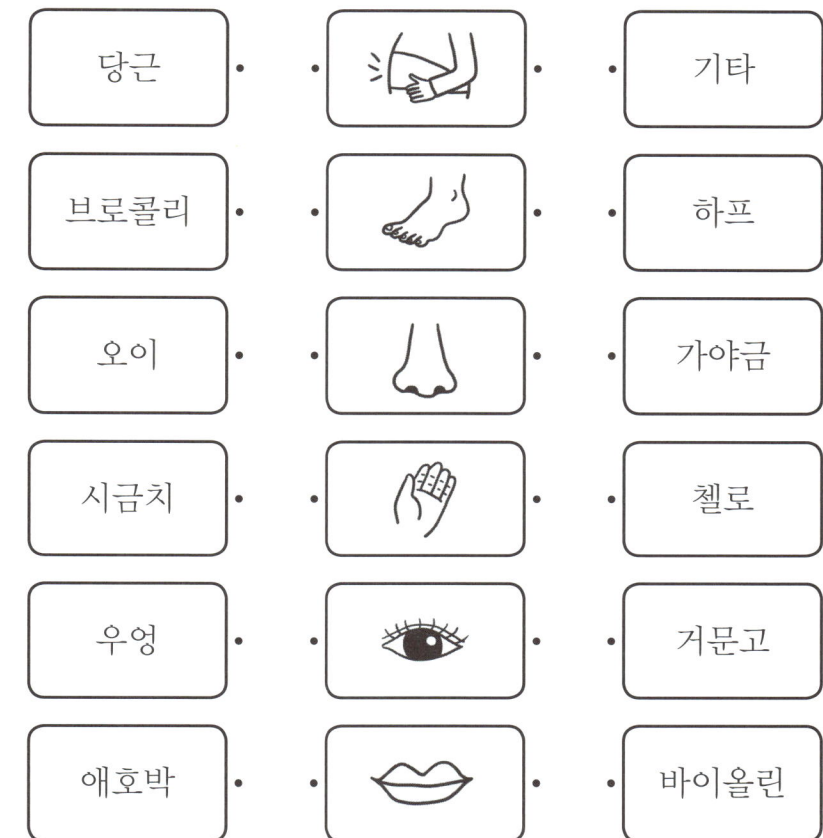

매일의 단어 문제 | 다음 제시된 초성을 보고 운동경기 이름을 맞혀 보세요.

〈예시〉 ㅊㄱ → 축구

1. ㅇ 궁
2. ㅌ ㄴ ㅅ
3. ㅍ ㅅ
4. ㅎ ㄷ ㅂ
5. ㅅ 격
6. ㅅ ㅌ ㅌ ㄹ
7. ㅂ ㄷ ㅁ ㅌ
8. ㅂ 구
9. ㅅ ㅋ ㅈ ㅍ
10. ㄱ ㄱ ㅊ 조

수요일

최근 일주일 '뇌미인' 활동 (진인사 대천명 / PASCAL)

진땀나게 운동하고 : PHYSICAL ACTIVITY
약간 숨이 찰 정도로 일주일에 3번 이상 유산소 운동(걷기, 달리기, 수영, 자전거 타기 등)을 한다.
추가로 근력운동, 스트레칭, 요가를 하면 더 좋다.

• 지난 일주일 간 평균 운동횟수는?

안했다   1~2번   3번 이상

인정사정없이 담배 끊고 : ANTI-SMOKING
담배를 피우면 피가 끈적끈적 해져서 뇌혈관이 잘 막힘. 절대 피우지 말아야 함!

• 지난 일주일 담배 피운 횟수는?

하루 10개피 이상   하루 10개피 이하   전혀 피우지 않았다

사회활동과 긍정적인 사고를 많이 하고 : SOCIAL ACTIVITY
마음에 맞는 사람들과 자주 만나고 대화하며, 지역사회의 다양한 사회활동에 참여한다.

• 지난 일주일 간 사람들과 만난 횟수는?

전혀 안 만났다   1~2번   3번 이상

대뇌 활동을 적극적으로 하고 : COGNITIVE ACTIVITY
말하기, 글쓰기, 토론하기, 발표하기, 독서하기, 새로운 것 배우기(외국어, 스마트폰 사용법),
강의듣기 등 적극적으로 머리쓰는 활동을 한다.

• 하루 평균 독서 및 공부한 시간은?

전혀 안 했다   30분 이상   60분 이상

천박하게 술 마시지 말고 : ALCOHOL IN MODERATION
과음과 폭음은 인지장애에 걸릴 확률을 1.7배나 높인다. 마시더라도 일주일에 1잔 3회 이하로 줄인다.
(1잔 : 맥주는 맥주잔, 소주는 소주잔, 양주는 양주잔)

• 지난 일주일 마신 술의 양은?

8잔 이상   4~7잔   3잔 이하

명을 연장하는 식사를 하라 : LEAN BODY MASS AND HEALTHY DIET
비만이 되지 않도록 식사량을 조절하고, 채소, 과일, 견과류, 두부, 계란, 생선, 닭가슴살, 우유 또는 두유, 현미밥 등
균형 잡힌 건강한 식사와 물을 충분히 섭취하면서 수면에 문제가 없는 한 차를 마시면 좋다.

• 체중 : (　　　　kg) / 책의 마지막 페이지를
참고해서 비만도를 체크해본다.

저체중   표준   과체중   비만
BMI   18.5 미만   18.5~23   23 이상   25 이상

도형 회전

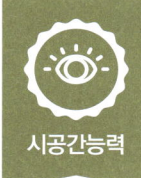
시공간능력

회전된 4개의 입체도형 중에 색깔 토막의 위치가 다른 도형 하나를 찾아 보세요.

예시)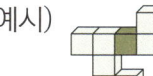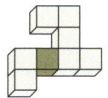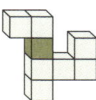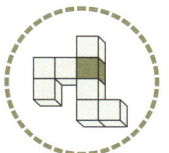

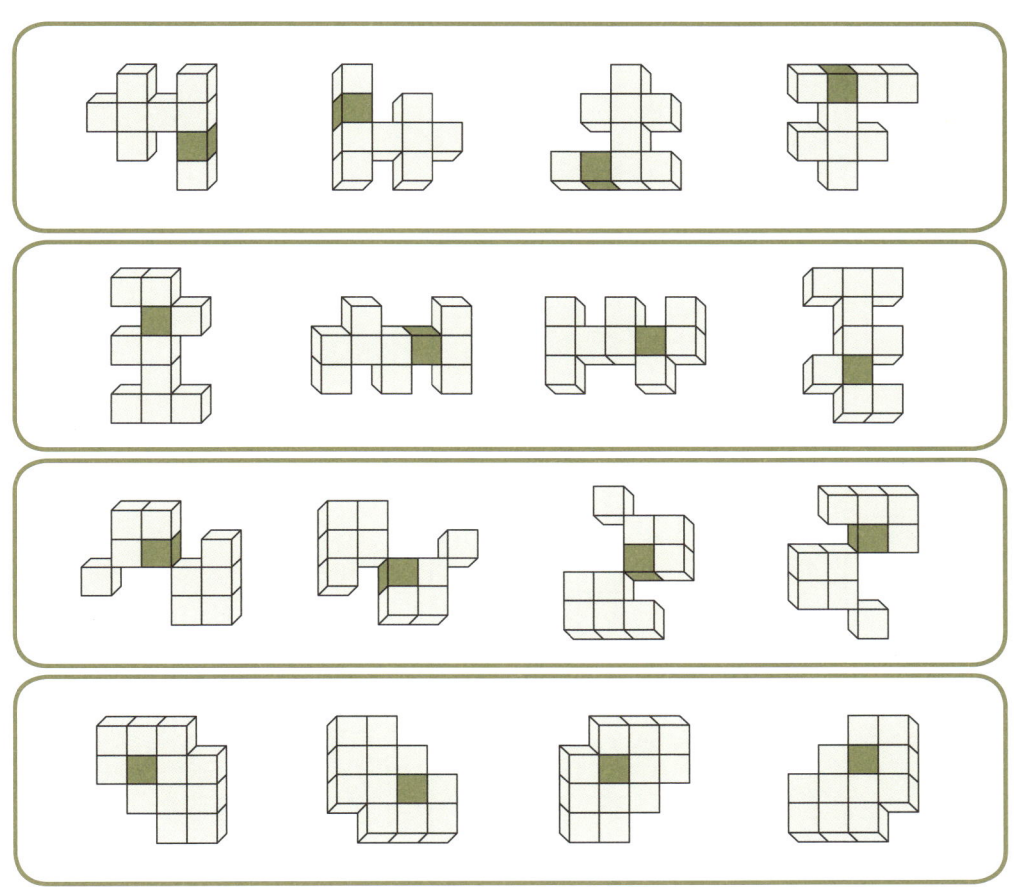

매일의 단어 문제 | 두 글자씩 짝을 지어 단어를 만들어 보세요. (글자는 중복해서 사용해도 됩니다)

송	고		종
경		영	성
	물		축
주		백	
하			숙

축하

목요일

뇌美인 에세이

올해의 목표 또는 다음 해의 목표 중 꼭 하고 싶은 다섯 가지를 쓰고,
그 중에서 "이것만은 건지겠다"라는 것 하나만 고른 다음, 구체적인 실행방법을 써보세요.

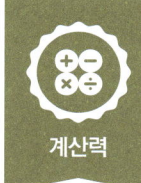

주사위 계산

주사위의 동그라미 개수를 숫자로 연상하여 암산 계산해 보세요.

예시) 3 + 6 + 4 = 13

1. 6 + 2 + 5 = (   )
2. 4 - 4 + 2 + 5 = (   )
3. 6 + 6 + 5 + 5 = (   )
4. 2 + 3 + 5 + 1 = (   )
5. 5 + 6 + 5 - 2 = (   )
6. 4 - 2 + 2 + 6 = (   )
7. 6 + 4 + 5 + 3 = (   )

매일의 단어 문제 | 다음의 초성으로 만들 수 있는 단어를 20개 이상 적어 보세요.

[ㄱㅂ] 갈비,

금요일

일주일 정리

이번 한 주 내가 한 일들을 떠올려보세요.
기억력 향상에 많은 도움이 됩니다.

월 :

화 :

수 :

목 :

금 :

이번 주 만난 사람 :

| 나의 긍정점수 |

지난 한 주 만난 사람, 주위 사람들을 떠올리고 한 사람씩 평가해 보세요.
그 평가가 바로 당신의 긍정 정도를 말해 줍니다.

대상

점수
(100점 만점)

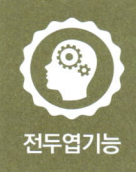

글자와 색깔

색 이름과 인쇄된 색깔이 일치하는 것을 찾아 동그라미 표시 하세요.
앞에서부터 순서대로 가능한 빨리 정확하게 찾아 보세요.

주황	빨강	파랑	검정	보라	초록	검정	초록	파랑
빨강	파랑	빨강	보라	초록	파랑	빨강	보라	주황
빨강	파랑	주황	주황	검정	초록	빨강	검정	빨강
보라	검정	파랑	빨강	보라	파랑	보라	주황	빨강
파랑	보라	검정	보라	주황	빨강	보라	초록	파랑
초록	검정	빨강	파랑	주황	빨강	파랑	주황	초록
주황	빨강	보라	초록	검정	검정	보라	파랑	초록
검정	초록	주황	빨강	보라	주황	보라	주황	빨강
검정	보라	보라	주황	검정	빨강	검정	보라	주황
빨강	보라	초록	파랑	보라	검정	검정	빨강	파랑
파랑	주황	파랑	검정	주황	빨강	초록	빨강	파랑

매일의 단어 문제 | 다음 제시된 초성을 보고 운동경기 이름을 맞혀 보세요.

〈예시〉 ㅊㄱ → 축구

1. ㅅㅋㅅ
2. ㅇㅇㄹㅂ
3. ㄹ듬ㅊㅈ
4. ㅆㄹ
5. ㅁㄹㅌ

6. ㄹㅅㄹ
7. ㅋㄹ
8. ㅌㄱ도
9. ㅂㅅ레ㅇ
10. ㅎㅋ

2주

[정답]

02-1 [주의집중력 _ 글자 찾기]

갈	갓	갓	갈	갑	갓	갈	갑	갈	갑	갈	김
갈	길	갓	길	갑	갈	갓	김	갑	갔	김	갈	갑	갈
갓	갑	갔	갔	갔	갔	갔	김	갓	갔	김	갈	갑	갓
갑	길	갔	길	갑	길	갑	갔	갔	갔	갈	갓
갑	갑	갔	길	갑	길	갔	갑	갔	김	갈	갑	김
갓	갑	갔	갔	갔	갔	갔	갓	김	갑	갈	갑
갈	길	갑	갓	길	갑	갓	갑	김	갑	갔	갈	김	갓
갑	길	갈	갔	갔	갔	갔	갔	갓	갑	김	갔	갓
갓	갈	김	갑	갔	김	갈	갓	갑	갔	김	갑	김	갑
갑	김	갈	김	갔	갔	갔	갔	갓	갑	김	갑	갈
갑	갑	갓	갑	갔	김	갑	김	갑	갈	갑	갈	갓
갈	갑	길	갓	갔	갔	갔	갔	갓	갑	갑	김	갈
갑	김	갈	갑	김	갓	갑	갑	갔	김	갑	갑	갈	갔	갑

[매일의 단어 문제]

가난, 가늠, 가능, 강남, 강녕, 개념, 겨냥, 경남, 경노, 고난, 고뇌, 공난, 공납, 과녁, 관념, 관능, 교내, 국내, 군납, 군내, 권농, 권능, 귀녀, 귀농, 그늘, 기념

등 기타 다른 단어도 있습니다.

02-2 [기억력 _ 짝꿍 단어 기억]

- 당근   － 눈 － 가야금
- 오이   － 손 － 바이올린
- 시금치 － 코 － 기타
- 애호박 － 배 － 거문고
- 브로콜리 － 입 － 하프
- 우엉   － 발 － 첼로

[매일의 단어 문제]

1. 양궁   6. 쇼트트랙
2. 테니스   7. 배드민턴
3. 펜싱   8. 배구
4. 핸드볼   9. 스키점프
5. 사격   10. 기계체조

02-3 [시공간능력 _ 도형 회전]

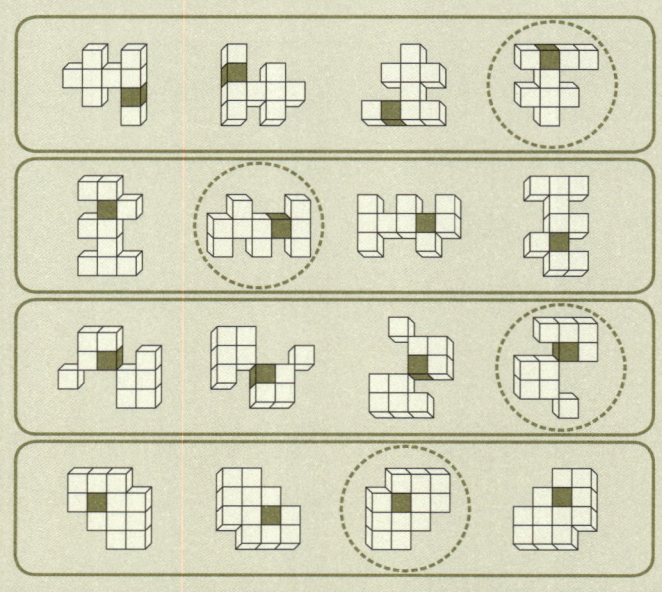

[매일의 단어 문제]

경고, 경물, 경성, 경숙, 경영, 경종, 경축, 경하, 고경, 고물, 고백, 고성, 고숙, 고하, 물고, 물주, 백경, 백성, 백숙, 백주, 성경, 성물, 성숙, 성종, 송고, 송축, 숙경, 숙고, 숙성, 숙종, 숙주, 영성, 영주, 영하, 종성, 종영, 종주, 축송, 축주, 축하, 하경, 하성, 하숙

등 기타 다른 단어도 있습니다.

02-4 [계산력 _ 주사위 계산]

1. 6 + 2 + 5 = 13
2. 4 − 4 + 2 + 5 = 7
3. 6 + 6 + 5 + 5 = 22
4. 2 + 3 + 5 + 1 = 11
5. 5 + 6 + 5 − 2 = 14
6. 4 − 2 + 2 + 6 = 10
7. 6 + 4 + 5 + 3 = 18

[매일의 단어 문제]

가발, 가방, 간병, 갈비, 개발, 개방, 개벽, 개별, 개봉, 개불, 개비, 갯벌, 결벽, 경보, 경복, 경비, 고발, 고배, 고백, 고비, 곤봉, 골반, 골병, 공백, 공범, 공부, 관복, 광복, 광부, 교배, 교복, 교본, 구별, 구보, 구분, 구비, 국밥, 국방, 국보, 국부, 군밤, 굴비, 극비, 기방, 기복, 김밥

등 기타 다른 단어도 있습니다.

02-5 [전두엽기능 _ 글자와 색깔]

[매일의 단어 문제]

1. 스쿼시
2. 에어로빅
3. 리듬체조
4. 씨름
5. 마라톤
6. 레슬링
7. 컬링
8. 태권도
9. 봅슬레이
10. 하키

월요일

일주일 계획

이번 일주일을 생각하며 해야 할 일들을 정리해보세요.

꼭 해야할 일들 :

월 :

화 :

수 :

목 :

금 :

중요한 약속 / 만날 사람 :

재미난 계획 :

03-1

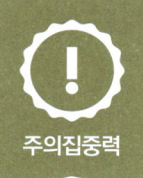

같은 모양 찾기

아래의 표 안에서 가로와 세로 중, 보기에서 제시된 모양 순서대로 되어있는 것을 모두 찾아 동그라미 표시하세요. 정답은 예시를 포함하여 총 15개입니다.

보기 = ■ ♠ ♡ △

매일의 단어 문제 | 다음의 초성으로 만들 수 있는 단어를 20개 이상 적어 보세요.

[ㄱㄷ] 감동,

화요일

뇌美인 칼럼 03

목표 없는 뇌는 죽은 뇌

예측하고 계획을 세우는 능력 및 판단력과 결단력이 뛰어난 40대 중반의 매우 유능한 중소기업 사장이 있었다. 평소 산을 좋아하는 그는 어느 해에 고도가 4,700미터인 외국의 유명한 산에 올라갔다가 유독 평소보다 피곤해하더니 결국 다음 날 다른 사람의 등에 업혀 내려왔다. 그 후 희한하게도 그의 성격은 바뀌어 있었다. 업무 상 중요한 결정을 내릴 때 우유부단해지고 의욕을 잃었으며, 회사와 개인의 계획을 세우는 능력이 거의 소실되었다. 뇌 사진을 찍어보니 전두엽과 연결된 기저핵 일부에 손상이 있었다. 저산소증으로 인해 생긴 것이었다. 다행히 손상부위가 작아서 약물치료와 운동 및 부인의 정성스런 보살핌 아래 수년 후에는 회사를 운영하는 데 별 지장이 없을 정도로 호전됐다.

인간의 전두엽, 그 중에서도 앞쪽인 전(前)전두엽에는 목표를 세우고 실행하는 기획센터가 있다. 이곳이 손상되면 위의 사례와 같이 계획을 세우지 못하는 환자가 될 수 있다. 문제는 대다수의 정상인이 환자처럼 살고 있다는 것이다. "당신의 올해(또는 이번 달) 목표가 무엇입니까?"라고 갑자기 질문하면 "글쎄요"라고 대답하는 사람이 대부분이다. 목표가 없는 뇌는 죽은 뇌다. 어떤 회사의 사장에게 "올해 귀사의 목표가 무엇입니까?"라고 물었을 때, "글쎄요"라고 대답하면서 골프만 치러 다닌다면 그 회사는 죽은 회사와 다름 없다. 목표가 없으면 사원들은 갈팡질팡하거나 일을 하지 않고 쉬게 되기 때문이다. 마찬가지로 우리 뇌 속에는 천억 개의 뇌세포가 있는데 당신이 목표를 세우지 않으면 뇌세포는 그저 놀게 된다. 그러나 목표를 세우고 부단히 노력하면 전두엽에 있는 내 머릿속 CEO가 깨어나고 뇌세포 전체가 일사불란하게 움직인다. 그 뇌세포들의 수상돌기에 가지가 생겨나서 서로 긴밀하게 대화를 하고, 뇌 속 깊숙이 내재된 신경줄기세포가 활성화되면서 필요한 곳에 신경세포를 나르기 위해 분주히 움직이는 것이다.

이제 이번 달의 목표, 올해의 목표, 5년 후의 목표, 10년 후의 목표를 글로 써 보아야 한다. 목표는 작아도 좋다. 그 다음 "하늘이 무너져도 이것만큼은 건지겠다"는 심정으로 달려 들어야 한다. 그렇지 않으면 크게 후회하게 될 것이다. 이번 달, 올해의 목표를 세우는 것과 그렇지 않은 것에 얼마나 큰 차이가 있는지, 직접 실험해 보기 바란다.

[목표 없는 뇌는 죽은 것과 다름 없다. 목표를 세워 실행하는 것이 나의 뇌 건강은 물론 나아가 삶에 어떤 변화를 불러 오는지 직접 확인해보라.]

출처 : 위즈덤하우스의 〈뇌美인〉

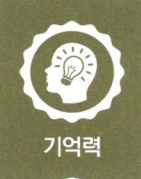

숫자 기억

표 안에 가로, 세로 일정한 규칙이 있습니다. 어떤 규칙이 있을까요? 규칙을 가능한 많이 찾아 적어 보고, 숫자들을 기억해 보세요.

왼쪽 숫자판을 종이로 가리고, 앞에서 찾았던 규칙을 바탕으로 숫자들을 머릿속으로 떠올려서 가장 큰 숫자부터 순서대로 네모 안에 적어 보세요.

3	5	7	9
6	10	14	18
9	15	21	27
12	20	28	36

규칙 1.

규칙 2.

규칙 3.

규칙 4.

규칙 5.

규칙 6.

규칙 7.

규칙 8.

매일의 단어 문제 | 다음 제시된 초성을 보고 꽃 이름을 맞혀 보세요.

〈예시〉 ㅈㅁ → 장미

1. ㅇㅊㄲ

2. ㅎㅂㄹㄱ

3. ㄴㅍ꽃

4. ㅊㄹ꽃

5. ㅍ랭ㅇㄲ

6. ㅇㄱ비

7. ㅇ개ㄲ

8. ㅁㄱㅎ

9. ㅅ련

10. ㄹㅇㄹ

수요일 # 최근 일주일 '뇌미인' 활동 (진인사 대천명 / PASCAL)

진땀나게 운동하고 : PHYSICAL ACTIVITY

약간 숨이 찰 정도로 일주일에 3번 이상 유산소 운동(걷기, 달리기, 수영, 자전거 타기 등)을 한다.
추가로 근력운동, 스트레칭, 요가를 하면 더 좋다.

- 지난 일주일 간 평균 운동횟수는?

안했다　　　1~2번　　　3번 이상

인정사정없이 담배 끊고 : ANTI-SMOKING

담배를 피우면 피가 끈적끈적 해져서 뇌혈관이 잘 막힘. 절대 피우지 말아야 함!

- 지난 일주일 담배 피운 횟수는?

하루 10개피 이상　하루 10개피 이하　전혀 피우지 않았다

사회활동과 긍정적인 사고를 많이 하고 : SOCIAL ACTIVITY

마음에 맞는 사람들과 자주 만나고 대화하며, 지역사회의 다양한 사회활동에 참여한다.

- 지난 일주일 간 사람들과 만난 횟수는?

전혀 안 만났다　　1~2번　　　3번 이상

대뇌 활동을 적극적으로 하고 : COGNITIVE ACTIVITY

말하기, 글쓰기, 토론하기, 발표하기, 독서하기, 새로운 것 배우기(외국어, 스마트폰 사용법),
강의듣기 등 적극적으로 머리쓰는 활동을 한다.

- 하루 평균 독서 및 공부한 시간은?

전혀 안 했다　　30분 이상　　60분 이상

천박하게 술 마시지 말고 : ALCOHOL IN MODERATION

과음과 폭음은 인지장애에 걸릴 확률을 1.7배나 높인다. 마시더라도 일주일에 1잔 3회 이하로 줄인다.
(1잔 : 맥주는 맥주잔, 소주는 소주잔, 양주는 양주잔)

- 지난 일주일 마신 술의 양은?

8잔 이상　　　4~7잔　　　3잔 이하

명을 연장하는 식사를 하라 : LEAN BODY MASS AND HEALTHY DIET

비만이 되지 않도록 식사량을 조절하고, 채소, 과일, 견과류, 두부, 계란, 생선, 닭가슴살, 우유 또는 두유, 현미밥 등
균형 잡힌 건강한 식사와 물을 충분히 섭취하면서 수면에 문제가 없는 한 차를 마시면 좋다.

- 체중 : (　　　kg) / 책의 마지막 페이지를
  참고해서 비만도를 체크해본다.

	저체중	표준	과체중	비만
BMI	18.5 미만	18.5~23	23 이상	25 이상

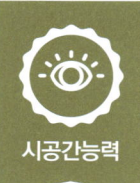

위에서 본 모양

왼쪽에 블록들이 쌓여 있습니다. 블록들을 위에서 내려다 봤을 때 어떻게 생겼을지 생각해 보고, 오른쪽 빈칸에 그 모양대로 색칠해 보세요.

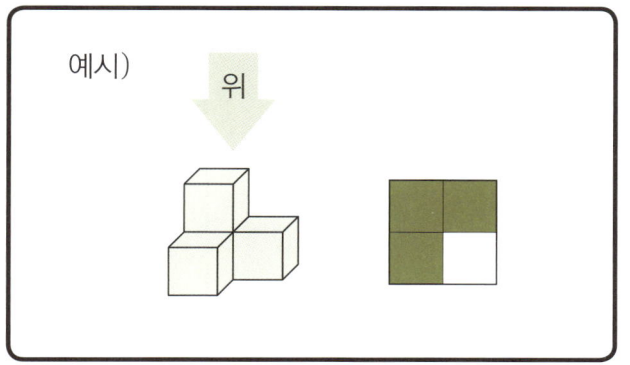

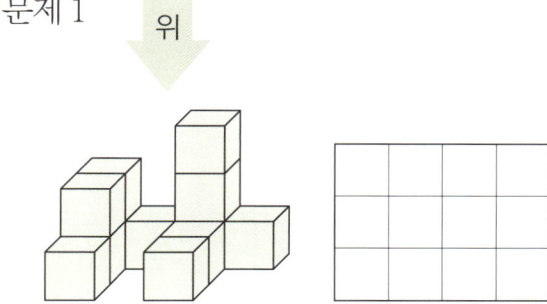

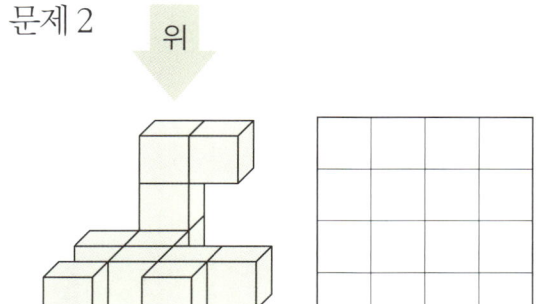

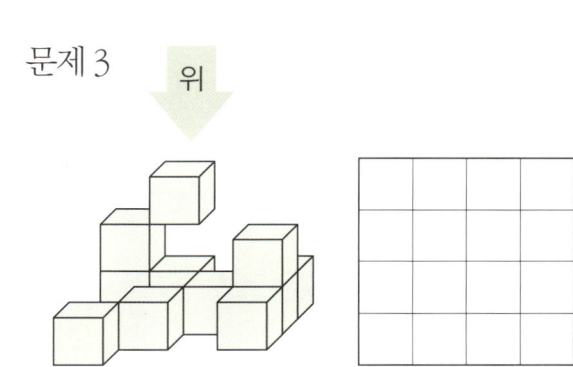

매일의 단어 문제 | 두 글자씩 짝을 지어 단어를 만들어 보세요. (글자는 중복해서 사용해도 됩니다)

파	정	면	
가	국		죽
	매		달
잔		은	
	한		술

한파

_____

_____

_____

_____

_____

목요일

뇌美인 에세이

5년 후의 목표 다섯가지는 무엇입니까? 그리고 그 목표의 실행방법을 써보세요.

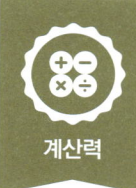

암호 계산

아래 표와 같이 모양마다 숫자가 정해져 있습니다. 모양마다 정해진 숫자를 대입하여 계산해 보세요.
두 개의 모양이 연달아 붙어 있으면 두 자리 숫자가 됩니다.

예시) ◆ + ◇ =
4 + 9 = 13

◐♤ − ♣▦ =
68 − 32 = 36

1	2	3	4	5	6	7	8	9
▲	▦	♣	◆	☆	◐	♪	♤	◇

1. ☆ + ◇ =

2. ▲ + ◐ + ♪ =

3. ♤ − ◆ + ▦ =

4. ♣ + ♪ + ☆ =

5. ☆◐ − ♣▦ =

6. ♤◇ + ◆♪ − ◇ =

7. ◐▲ − ♣◇ + ◆☆ =

8. ♪♤ + ▦◆ + ☆◇ =

9. ♣♣ − ▲◇ + ◐♣ =

10. ☆♪ + ♣♤ + ☆ − ▲▦ =

11. ◆◆ + ♪◆ − ♣▦ + ◇ =

12. ▦◐ + ♣♤ − ☆♪ =

매일의 단어 문제 | 다음의 초성으로 만들 수 있는 단어를 20개 이상 적어 보세요.

[ㄱㅅ] 국수,

금요일

일주일 정리

이번 한 주 내가 한 일들을 떠올려보세요.
기억력 향상에 많은 도움이 됩니다.

월 : _____

화 : _____

수 : _____

목 : _____

금 : _____

이번 주 만난 사람 :

_____
_____
_____
_____
_____

나의 긍정점수

지난 한 주 만난 사람, 주위 사람들을 떠올리고 한 사람씩 평가해 보세요.
그 평가가 바로 당신의 긍정 정도를 말해 줍니다.

대상										
점수 (100점 만점)										

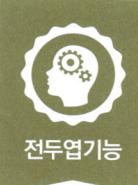

도형 추론

도형을 잘 보고 빈칸에 들어갈 알맞은 것을 아래 보기에서 찾아 보세요.

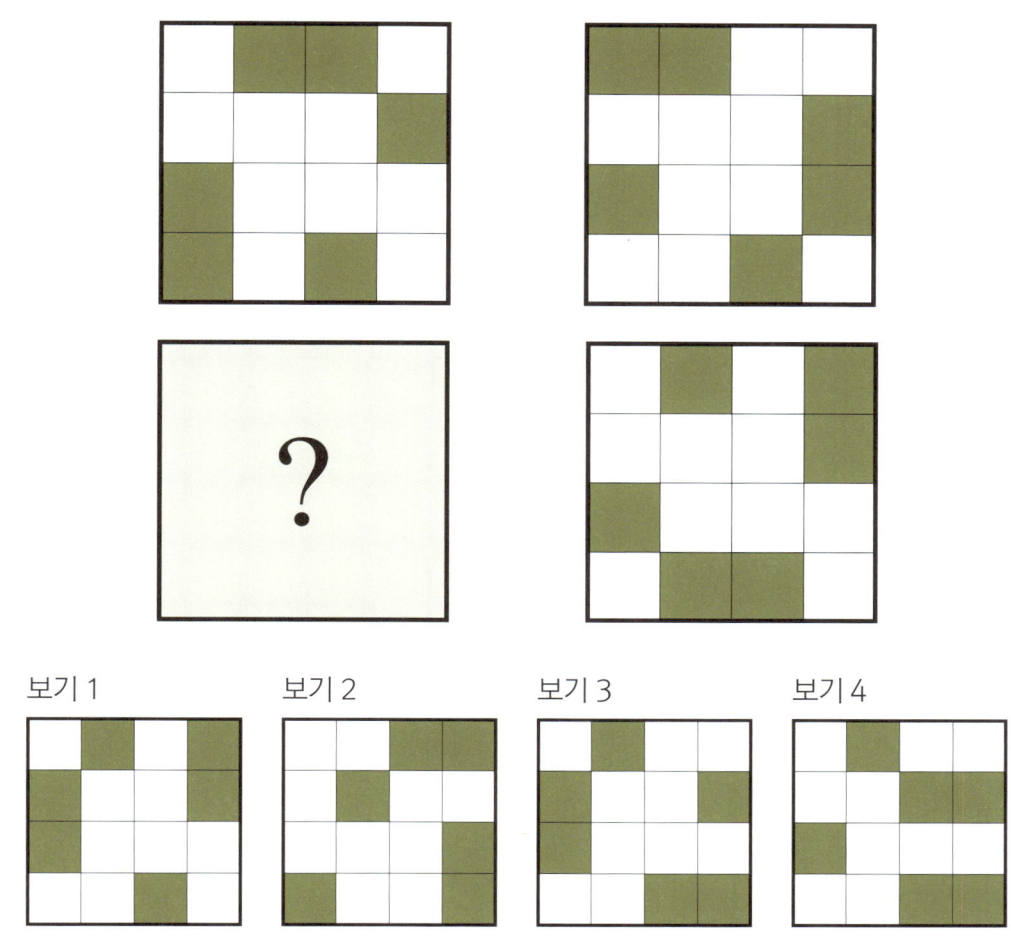

매일의 단어 문제 | 다음 제시된 초성을 보고 꽃 이름을 맞혀 보세요.

〈예시〉 ㅈ ㅁ → 장미

1. ㅅ ㅅ 화
2. ㅂ 합
3. ㅋ ㄴ ㅇ ㅅ
4. ㅋ ㅅ ㅁ ㅅ
5. ㅈ ㅂ 꽃
6. ㅂ 일 ㅎ
7. ㅌ 립
8. ㄱ ㅈ 화
9. ㅊ ㅉ
10. ㅁ 들 ㄹ

3주

[정답]

03-1 [주의집중력 _ 같은 모양 찾기]

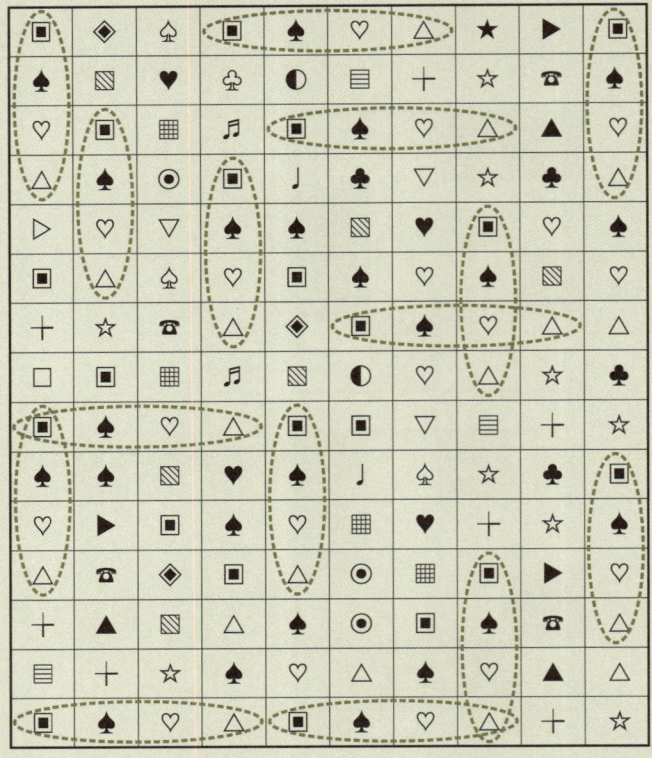

[매일의 단어 문제]

간단, 갈대, 갈등, 감독, 감동, 강당, 강도, 결단, 경단, 경대, 경도, 계단, 계도, 고대, 고도, 고동, 공단, 공동, 관대, 관동, 괴담, 교단, 교대, 구단, 구도, 구독, 구두, 군단, 군대, 균등, 극단, 극동, 근대, 금단, 급등, 기도, 기둥

등 기타 다른 단어도 있습니다.

03-2 [기억력 _ 숫자 기억]

- 규칙1. 1열 3의 배수
- 규칙2. 2열 5의 배수
- 규칙3. 3열 7의 배수
- 규칙4. 4열 9의 배수
- 규칙5. 1행 2씩 커짐
- 규칙6. 2행 4씩 커짐
- 규칙7. 3행 6씩 커짐
- 규칙8. 4행 8씩 커짐

[큰 숫자 순서대로 나열]
36-28-27-21-20-18-15-14-12-10-9(2번)-7-6-5-3

[매일의 단어 문제]

1. 유채꽃
2. 해바라기
3. 나팔꽃
4. 초롱꽃
5. 패랭이꽃
6. 양귀비
7. 안개꽃
8. 무궁화
9. 수련
10. 라일락

03-3 [시공간능력 _ 위에서 본 모양]

문제 1 위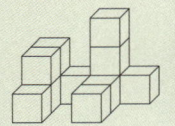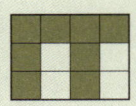

문제 2 위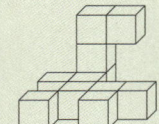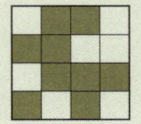

문제 3 위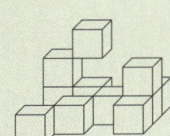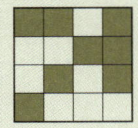

[매일의 단어 문제]

가국, 가면, 가정, 가죽, 가파, 국가, 국면, 국정, 매국, 매달, 매정, 은잔, 은정, 은파, 잔매, 잔술, 잔정, 잔파, 정국, 정파, 죽정, 파국, 파면, 파한, 한가, 한국, 한달, 한매, 한술, 한잔, 한파

등 기타 다른 단어도 있습니다.

03-4 [계산력 _ 암호계산]

1. 5 + 9 = 14
2. 1 + 6 + 7 = 14
3. 8 − 4 + 2 = 6
4. 3 + 7 + 5 = 15
5. 56 − 32 = 24
6. 89 + 47 − 9 = 127
7. 61 − 39 + 45 = 67
8. 78 + 24 + 59 = 161
9. 33 − 19 + 63 = 77
10. 57+ 38 + 5 − 12 = 88
11. 44 + 74 − 32 + 9 = 95
12. 26 + 38 − 57 = 7

[매일의 단어 문제]

가사, 가상, 가수, 각서, 각성, 각시, 간식, 간신, 감사, 감상, 강사, 개성, 거사, 결실, 결심, 겸상, 경사, 경성, 경수, 경시, 계산, 계속, 계시, 고사, 고산, 고생, 고소, 고속, 고수, 고승, 곡식, 공사, 공소, 공손, 공수, 공술, 과실, 관상, 관습, 관심, 교생, 교수, 교실, 교정, 국사, 국수, 군수, 궁상, 규성, 금수, 급살, 기선, 기숙, 기술, 길손

등 기타 다른 단어도 있습니다.

03-5 [전두엽기능 _ 도형 추론]

보기 3

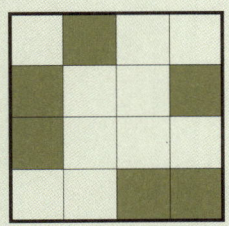

왼쪽 첫 번째 모양에서 부터 차례대로 시계방향으로 90도, 180도로 회전된 모양을 나타냅니다. 물음표에 들어갈 모양은 첫번째 모양에서 270도로 회전된 모양입니다. 따라서 정답은 보기 3번입니다.

[매일의 단어 문제]

1. 수선화
2. 백합
3. 카네이션
4. 코스모스
5. 제비꽃
6. 백일홍
7. 튤립
8. 금잔화
9. 철쭉
10. 민들레

월요일

일주일 계획

이번 일주일을 생각하며 해야 할 일들을 정리해보세요.

꼭 해야할 일들 :

월 :

화 :

수 :

목 :

금 :

중요한 약속 / 만날 사람 :

재미난 계획 :

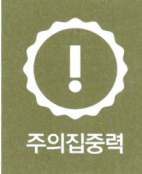

주의집중력

한글 연상

04-1

속담의 앞부분만 제시되어 있습니다. 속담의 전체를 머릿속으로 떠올리고,
그 안에 동그라미가 몇 개 있는지 찾아 보세요. 단, 속담을 종이에 적지 말고 머릿속으로 생각해 보세요.

예시) 아닌 땐 ➡ 아닌 땐 굴뚝에 연기 나랴 (정답 = 3개)

문제 1. **등잔 밑** ＿＿＿＿＿＿＿＿＿＿＿＿ ➡ (개)

문제 2. **미운 자식** ＿＿＿＿＿＿＿＿＿＿＿ ➡ (개)

문제 3. **가는 말이** ＿＿＿＿＿＿＿＿＿＿＿ ➡ (개)

문제 4. **하늘이 무너** ＿＿＿＿＿＿＿＿＿＿ ➡ (개)

매일의 단어 문제 | 다음의 초성으로 만들 수 있는 단어를 20개 이상 적어 보세요.

[ㄱ ㄹ] 가루,

화요일

뇌美인 칼럼 04

끊임없는 노력만이 치매를 이길 수 있다

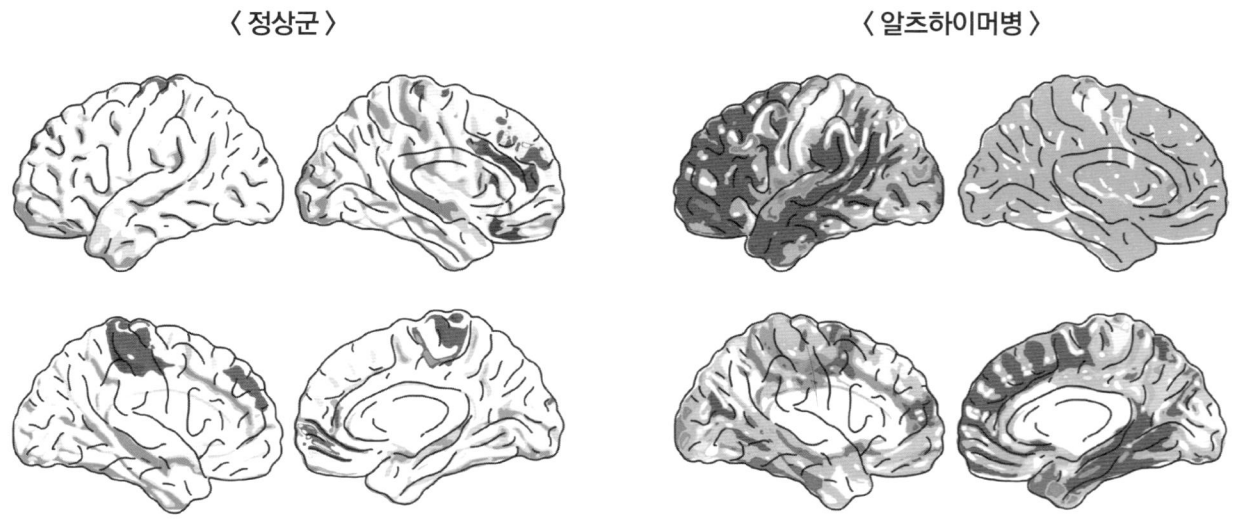

대뇌피질은 전체 뇌신경의 약 25%가 모여있는 곳으로, 인간의 인지능력을 관장하는 가장 중요한 역할을 담당하는 곳이다. 따라서 알츠하이머병 환자는 인지기능의 저하가 정상인보다 두드러지기 때문에 대뇌피질의 두께가 얇아질 것이라는 사실을 예측할 수 있다.

우리 치매 연구팀에서는 알츠하이머병 환자들을 대상으로 3년간 사람의 인지기능을 담당하는 뇌 피질 두께의 변화를 측정해 보았다. 역시 예상대로 3년의 시간이 지남에 따라 알츠하이머병 환자에게서 뇌의 거의 대부분 영역의 피질 두께가 현저히 감소한 것을 볼 수 있었다(그림에서 회색으로 칠해진 부분). 그런데 더욱 놀라운 발견은 알츠하이머병 환자가 아닌 일반 정상인에서도 3년동안 상당한 부분의 뇌피질 두께가 감소했다는 점이었다. 특히 배외측(dorsolateral), 안와전두(orbitofrontal), 내측전두(medial frontal) 등 전두엽을 구성하는 모든 영역에서 가장 두드러진 감소를 보였다. 결국 이 연구를 통해 우리는 정상적으로 나이가 드는 과정에서도 뇌피질 두께는 얇아질 수밖에 없으며, 기억력 저하 및 치매로의 진행과정을 피할 수 없다는 결론을 얻게 되었다. 그렇기 때문에 우리는 학습 및 인지 훈련, 운동과 여러 가지 생활습관의 변화를 통한 끊임없는 노력으로 뇌의 알통을 키우고 뇌피질 두께의 감소를 막는 노력을 해야 한다.

[노화에 따른 뇌피질 두께의 변화는 피할 수 없다.
그러므로 뇌 건강과 치매 예방을 위한 우리의 끊임없는 노력이 중요하다.]

출처 : 조한나 (Neurobiology of Aging, 2013)

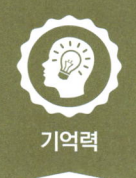

이번 달의 중요한 일정 기억

아래 표 안에 색깔 칸마다 숫자를 기입하여 이번 달 달력을 만들어 보세요.
이번 달의 중요한 일정을 기억하여 해당 날짜 밑에 적어 보세요.

1. 가족 생일이 있다면 며칠이고, 누구의 생일인가요?
2. 정기적인 가족, 친구 모임은 언제인가요?
3. 운동은 일주일에 몇 번, 무슨 요일에 하나요?
4. 노래, 댄스, 악기, 인지훈련 등 정기적으로 하는 활동은 무슨 요일에 하나요?
5. 주말에 있었던 기억에 남는 행사를 적어 보세요.

년   월

일	월	화	수	목	금	토

매일의 단어 문제 | 다음 제시된 초성을 보고 국내 도시 이름을 맞혀 보세요.

〈예시〉 ㅅㅇ → 서울

1. ㄷ ㄱ
2. ㅇ 천
3. ㄱ 주
4. ㄷ ㅈ
5. ㅇ ㅅ
6. 수 ㅇ
7. 부 ㅊ
8. ㄱ 명
9. ㅍ 택
10. ㄱ ㅊ

수요일

최근 일주일 '뇌미인' 활동 (진인사 대천명 / PASCAL)

진 땀나게 운동하고 : PHYSICAL ACTIVITY

약간 숨이 찰 정도로 일주일에 3번 이상 유산소 운동(걷기, 달리기, 수영, 자전거 타기 등)을 한다.
추가로 근력운동, 스트레칭, 요가를 하면 더 좋다.

• 지난 일주일 간 평균 운동횟수는?

안했다　　　1~2번　　　3번 이상

인 정사정없이 담배 끊고 : ANTI-SMOKING

담배를 피우면 피가 끈적끈적 해져서 뇌혈관이 잘 막힘. 절대 피우지 말아야 함!

• 지난 일주일 담배 피운 횟수는?

하루 10개피 이상　　하루 10개피 이하　　전혀 피우지 않았다

사 회활동과 긍정적인 사고를 많이 하고 : SOCIAL ACTIVITY

마음에 맞는 사람들과 자주 만나고 대화하며, 지역사회의 다양한 사회활동에 참여한다.

• 지난 일주일 간 사람들과 만난 횟수는?

전혀 안 만났다　　　1~2번　　　3번 이상

대 뇌 활동을 적극적으로 하고 : COGNITIVE ACTIVITY

말하기, 글쓰기, 토론하기, 발표하기, 독서하기, 새로운 것 배우기(외국어, 스마트폰 사용법),
강의듣기 등 적극적으로 머리쓰는 활동을 한다.

• 하루 평균 독서 및 공부한 시간은?

전혀 안 했다　　　30분 이상　　　60분 이상

천 박하게 술 마시지 말고 : ALCOHOL IN MODERATION

과음과 폭음은 인지장애에 걸릴 확률을 1.7배나 높인다. 마시더라도 일주일에 1잔 3회 이하로 줄인다.
(1잔 : 맥주는 맥주잔, 소주는 소주잔, 양주는 양주잔)

• 지난 일주일 마신 술의 양은?

8잔 이상　　　4~7잔　　　3잔 이하

명 을 연장하는 식사를 하라 : LEAN BODY MASS AND HEALTHY DIET

비만이 되지 않도록 식사량을 조절하고, 채소, 과일, 견과류, 두부, 계란, 생선, 닭가슴살, 우유 또는 두유, 현미밥 등
균형 잡힌 건강한 식사와 물을 충분히 섭취하면서 수면에 문제가 없는 한 차를 마시면 좋다.

• 체중 : (　　　kg) / 책의 마지막 페이지를
　참고해서 비만도를 체크해본다.

	저체중	표준	과체중	비만
BMI	18.5 미만	18.5~23	23 이상	25 이상

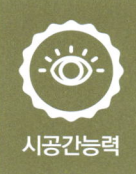

시공간능력

칠교 놀이

보기에 제시된 모양이 아래 큰 그림 속에 몇 개 숨어 있는지 찾아 보세요.
그림 안에 선을 그어가면서 세어 보세요.

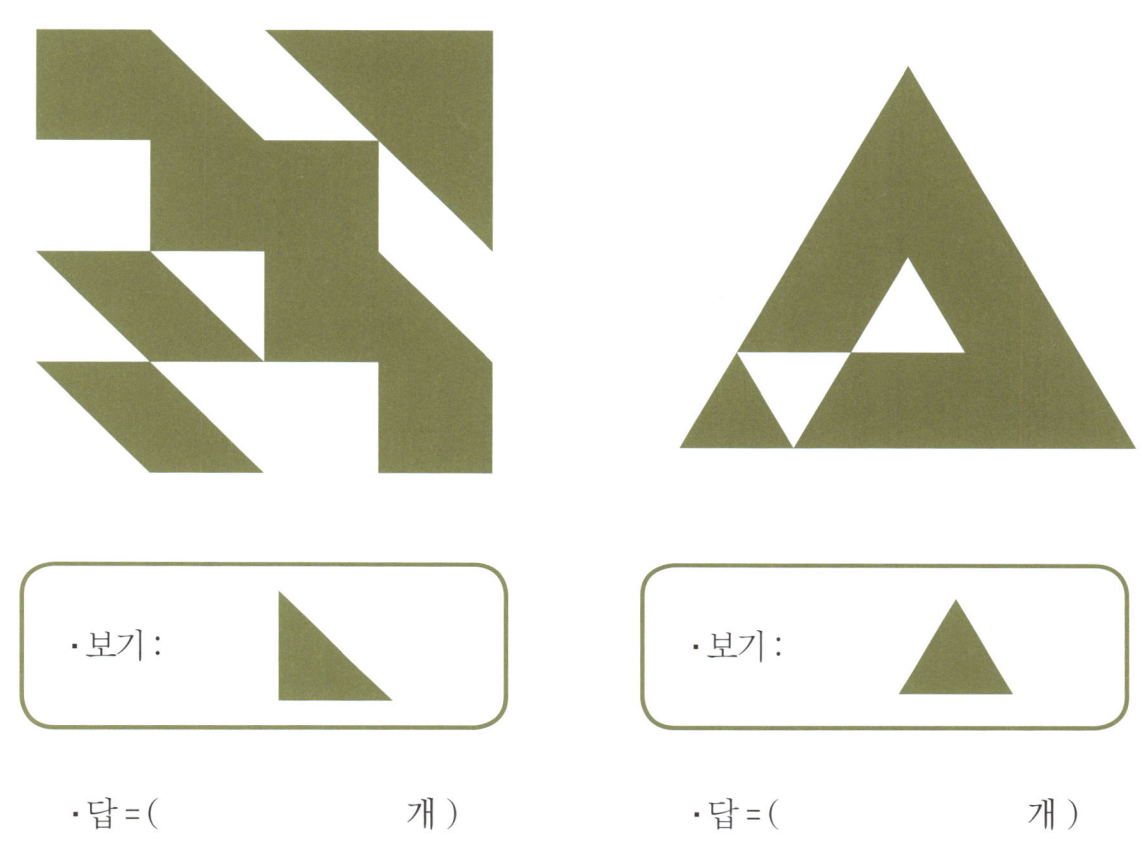

· 보기 :

· 답 = (개)

· 보기 :

· 답 = (개)

매일의 단어 문제 | 두 글자씩 짝을 지어 단어를 만들어 보세요. (글자는 중복해서 사용해도 됩니다)

한	수	경
재	사	
보	명	
기	언	구
복	도	

구 도

목요일

뇌美인 에세이

당신은 인생을 무엇이라고 정의 하시나요?
여기에는 정답은 없습니다. 그러나 인생은 그 정의대로 풀려갑니다.

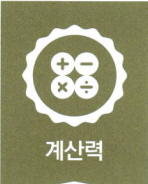

가게 계산

마트에서 아래의 물건을 모두 사려고 합니다.
계산기를 사용하지 말고 계산하여 아래 문제들의 답을 적어 보세요.

사야 할 물건	매일 마트	건강 마트
훈제오리	16,900원	17,500원
커피믹스	21,800원	15,900원
털복숭아	10,800원	9,900원
새우	10,000원	20,000원
물 티슈	15,900원	15,000원
참 쥐포	5,900원	7,000원
나주 쌀20kg	42,800원	45,000원
꿀 참외	8,500원	10,000원
멸치	6,000원	5,500원
아이스홍시	11,900원	11,000원

* 물건 가격은 실제 물가와 무관합니다.

1. 어느 마트에서 사는 것이 더 쌀까요?

2. 매일 마트에서는 총 금액의 5%를 할인 받을 수 있고, 건강 마트에서는 총 금액에서 만원당 800원씩 할인을 받을 수 있다면 어느 마트에서 물건을 사는 것이 더 저렴할까요?

매일의 단어 문제 | 다음의 초성으로 만들 수 있는 단어를 20개 이상 적어 보세요.

[ㄱㅇ] 교육,

금요일

일주일 정리

이번 한 주 내가 한 일들을 떠올려보세요.
기억력 향상에 많은 도움이 됩니다.

월 : ....

화 : ....

수 : ....

목 : ....

금 : ....

이번 주 만난 사람 :

....

....

....

....

나의 긍정점수

지난 한 주 만난 사람, 주위 사람들을 떠올리고 한 사람씩 평가해 보세요.
그 평가가 바로 당신의 긍정 정도를 말해 줍니다.

대상											
점수 (100점 만점)											

동전금액 맞추기

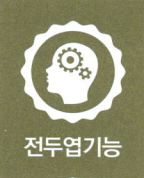

지갑에 10원, 50원, 100원 짜리 동전들이 가득합니다. 다음의 조건에 맞춰 각 동전이 몇 개씩 필요한지 맞혀 보세요. 동전의 개수와 총 금액이 모두 맞아야 합니다. 그리고 각각의 동전은 한 개 이상씩 사용해야 합니다.

예) 동전 9개로 430원 만들기

  10원 x 3개 = 30원
  50원 x 4개 = 200원
  100원 x 2개 = 200원
  ─────────────
  9개 / 430원

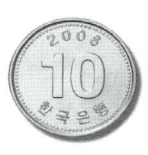 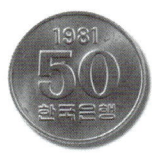 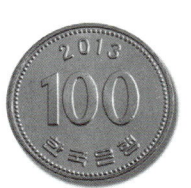

3개   4개   2개

1. 동전 10개로 320원 만들기

2. 동전 9개로 520원 만들기

3. 동전 12개로 640원 만들기

4. 동전 10개로 760원 만들기

5. 동전 11개로 670원 만들기

6. 동전 11개로 480원 만들기

매일의 단어 문제 | 다음 제시된 초성을 보고 국내 도시 이름을 맞혀 보세요.

〈예시〉 ㅅㅇ → 서울

1. ㄱㄹ

2. ㅅㅎ

3. ㄱ포

4. ㅍ주

5. 양ㅍ

6. ㅊㅊ

7. ㅁ경

8. ㅊㅇ

9. ㄴ산

10. ㅈㅈ

4주

[정답]

04-1 [주의집중력 _ 한글 연상]

1. 등잔 밑이 어둡다 ➡ (3 개)

2. 미운 자식 떡 하나 더 준다 ➡ (2 개)

3. 가는 말이 고와야 오는 말이 곱다 ➡ (5 개)

4. 하늘이 무너져도 솟아날 구멍은 있다 ➡ (6 개)

[매일의 단어 문제]

가락, 가래, 가로, 각료, 갈래, 감량, 강력, 강령, 개량, 거래, 거름, 거리, 건립, 걸레, 겨레, 격려, 격리, 결렬, 결례, 결론, 경력, 경련, 경례, 경로, 경리, 계란, 계략, 고려, 고령, 고리, 고립, 곤란, 공략, 공로, 과로, 관람, 관련, 관례, 관록, 관료, 관리, 괴리, 교란, 교량, 교련, 교류, 교리, 구령, 구름, 구릉, 구리, 국력, 국립, 굴레, 궁리, 권력, 그루, 그릇, 그림, 극락, 근래, 근력, 근로, 금리, 기량, 기력, 기로, 기록, 기류, 기름

등 기타 다른 단어도 있습니다.

04-2 [기억력 _ 이번 달의 중요한 일정 기억]

(개인 일정에 따른 것이므로 정답은 따로 없습니다.)

[매일의 단어 문제]

1. 대구
2. 인천, 영천
3. 광주, 공주, 경주
4. 대전, 당진
5. 울산, 안산, 아산, 여수, 오산, 안성, 양산
6. 수원
7. 부천
8. 광명
9. 평택
10. 과천, 김천

* 이외에 다른 도시 이름도 있습니다.

04-3 [시공간능력 _ 칠교 놀이]

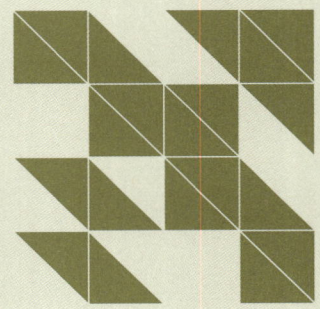

(20 개)

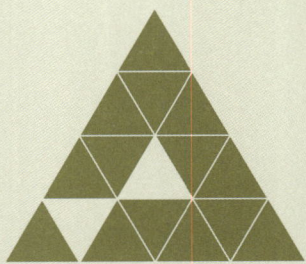

(14 개)

[매일의 단어 문제]

경구, 경기, 경도, 경보, 경사, 경한, 구경, 구도, 구명, 구사, 기구, 기도, 기명, 기보, 기복, 기사, 기수, 기한, 도구, 도보, 도사, 도수, 명구, 명기, 명도, 명사, 명수, 명언, 보기, 보도, 보명, 보복, 보수, 복구, 복도, 복사, 복수, 사경, 사기, 사도, 사명, 사복, 사수, 사재, 수경, 수구, 수기, 수도, 수명, 수사, 수재, 수한, 언명, 재수, 한기, 한도, 한명, 한보, 한사, 한수, 한재

등 기타 다른 단어도 있습니다.

04-4 [계산력 _ 가계계산]

1. (답 : 매일마트)
   - 매일마트 : 150,500원
   - 건강마트 : 156,800원

2. (답 : 매일마트)
   - 매일마트 : 150,500원 -(150,500원X0.05=7,525원)= 142,975원
   - 건강마트 : 156,800원 -(800원X15번=12,000원)= 144,800원

[매일의 단어 문제]

가요, 가운, 가위, 가을, 각오, 간염, 간이, 감염, 감옥, 강연, 강요, 강의, 개요, 개울, 개인, 개입, 거액, 거울, 걸음, 검역, 겨울, 결여, 결의, 경영, 경우, 경위, 계약, 계열, 고용, 고위, 고유, 고을, 고인, 공안, 공약, 공업, 공연, 공원, 공유, 공인, 과언, 과업, 과열, 과외, 과일, 과잉, 교양, 교역, 교외, 교원, 구역, 구원, 구입, 국어, 국왕, 군인, 권위, 권익, 규약, 근원, 근육, 금액, 금연, 금융, 급여, 기억, 기여, 기온, 기와, 기운, 기원, 길이, 깊이

등 기타 다른 단어도 있습니다.

04-5 [전두엽기능 _ 동전금액 맞추기]

	10원	50원	100원
10개 320원	7개 (70원)	1개 (50원)	2개 (200원)
9개 520원	2개 (20원)	4개 (200원)	3개 (300원)
12개 640원	4개 (40원)	4개 (200원)	4개 (400원)
10개 760원	1개 (10원)	3개 (150원)	6개 (600원)
11개 670원	2개 (20원)	5개 (250원)	4개 (400원)
11개 480원	3개 (30원)	7개 (350원)	1개 (100원)

[매일의 단어 문제]
1. 구리, 강릉, 계룡
2. 시흥
3. 군포, 김포
4. 파주
5. 양평
6. 춘천
7. 문경
8. 천안, 창원
9. 논산
10. 전주, 제주, 진주

* 이외에 다른 도시 이름도 있습니다.

월요일

일주일 계획

이번 일주일을 생각하며 해야 할 일들을 정리해보세요.

꼭 해야할 일들 :

월 :

화 :

수 :

목 :

금 :

중요한 약속 / 만날 사람 :

재미난 계획 :

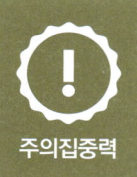

배수 연결

3의 배수를 찾아 색칠해 보세요. 색칠한 부분을 연결했을 때 어떤 숫자가 나오는지 맞혀 보세요.
(3의 배수는 3으로 나누었을 때 딱 떨어지는 숫자를 말합니다)

53	11	14	17	65	22	16	32	40	49	73
110	13	7	44	89	88	23	67	61	19	22
34	33	15	39	54	199	132	75	168	42	160
149	35	155	152	81	298	108	119	157	154	109
118	146	158	161	45	20	72	151	160	148	110
10	168	177	66	96	145	57	456	153	42	127
256	82	85	64	255	232	108	112	143	201	128
166	145	125	65	123	137	135	113	142	231	139
40	140	124	22	195	128	144	130	131	138	136
55	279	21	159	126	200	18	297	129	198	115
46	97	67	178	169	199	76	133	130	223	122
116	134	137	25	71	134	169	8	134	224	121

매일의 단어 문제 | 다음의 초성으로 만들 수 있는 단어를 20개 이상 적어 보세요.

[ㄱ ㅈ] 경쟁,

뇌美인 칼럼 05

나이 들어서도 꾸준히 학습하면 뇌가 튼튼해진다!

진료실에 방문하는 노인분들로부터 가장 많이 듣는 질문 중 하나는 "어떻게 하면 치매에 안 걸리냐" 이다. 그분들께 매번 말씀드리는 것 중 하나가 치매 예방을 위해서는 두뇌를 많이 써야 한다는 것이다. 평상시에 인지 활동을 많이 할수록, 두뇌를 많이 쓰는 직업에 오랫동안 종사한 사람들일수록 치매에 덜 걸린다고 알려져 있기 때문이다. 우리 치매연구팀에서는 노년기에 두뇌 훈련을 열심히 하면 뇌가 튼튼해지는지 뇌 MRI를 찍어 비교하는 연구를 한 바 있다. 60대 후반의 건강한 노인 85명을 대상으로 48명에게는 3개월간 주 5일, 매일 2시간씩 기억력, 언어능력, 집중력, 시공간능력 등의 향상을 위한 두뇌 훈련을 시켰고, 나머지 37명은 평소대로 생활하게 하였다. 양쪽 모두 평균 나이와 교육 수준(학력)은 동일했으며, 연구 참가자들은 뇌 훈련 시작 전과 훈련이 끝난 3개월 이후에 뇌 MRI를 찍었다. 48명에게 시행된 인지 훈련은 참가한 사람들의 이름과 고향을 서로 외우게 하거나, 국가와 수도 암기하기, 끝말 이어가기, 미로 찾기 등 두뇌의 여러 영역을 고르게 훈련시킬 수 있는 내용으로 구성되었다. 연구 결과, 훈련을 받지 않은 37명의 경우 3개월 사이 여러 뇌 부위의 피질이 얇아진 것에 비해, 훈련을 받은 48명은 훈련을 받지 않은 집단에 비해 뇌 피질이 얇아지는 정도가 덜 하였고, 특히 정보를 통합하는 역할을 하는 뇌 연합피질 (association cortex; bilateral medial prefrontal and right middle temporal gyrus)이 얇아지는 것이 덜 하였다 (그림 A).

나이가 들어서도 뇌 훈련을 하면 뇌의 피질 두께가 덜 얇아진다는 본 연구 결과는 꾸준히 뇌 훈련을 하면 노화에 역행할 수 있다는 희망적인 메시지를 전해준다. 하루에 조금씩이라도 뇌를 자극하는 훈련을 하자. 조금씩 모이는 하루, 일주일, 한달, 일년의 노력이 모이고 모여 당신의 뇌를 반드시 튼튼하게 할 것이다.

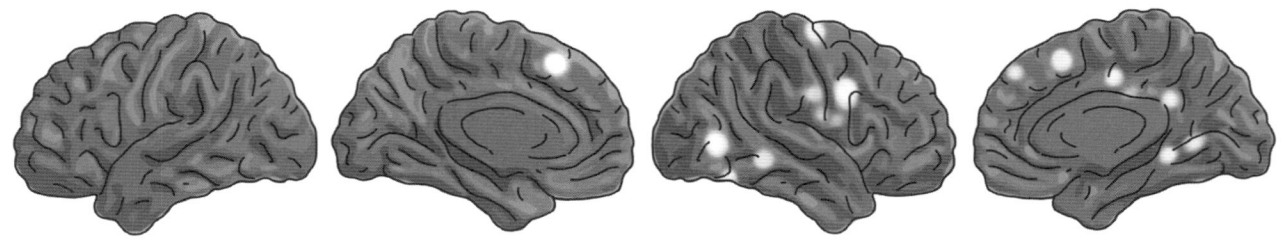

(A) 뇌훈련을 받은 그룹이 훈련을 받지 않은 그룹에 비해 뇌피질에서 노화가 덜 일어난 부위 (밝은 부분)

출처 : 김건하 (PLoS One, 2015)

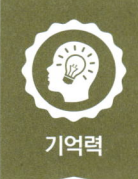

글자 위치 기억

표 안에는 채소 이름이 적혀있습니다. 채소 이름 7개를 찾아 동그라미 표시하고, 이름과 위치를 기억해 보세요. 왼쪽 표를 가리고, 기억한 것을 오른쪽 표에 작성해 보세요.

감	자	우
죽	순	엉
상	도	애
추	라	호
파	지	박

		우
	순	
상		
	라	
		박

기억해 볼까요? 위의 두 표를 가리고 기억한 채소 이름을 찾아 동그라미 표시해 보세요.

가지, 애호박, 고구마, 감자, 미나리, 파, 고추, 배추, 상추, 오이, 죽순, 부추, 시금치, 우엉, 치커리, 루콜라, 콩나물, 도라지, 셀러리, 피망, 버섯, 연근, 무

매일의 단어 문제 | 아래 제시된 초성을 보고 직업 이름을 맞혀 보세요.

〈예시〉 ㄱ ㅅ → 교사

1. 약 ㅅ
2. ㄱ호ㅅ
3. ㄱㅎ의ㅇ
4. ㅇㄱ관
5. ㅎㄱ사

6. ㅅㅂ관
7. ㅍㅅ
8. ㅅㅇ사
9. ㅇㅎㄱ독
10. ㅊㄱㅇㅅ

수요일

최근 일주일 '뇌미인' 활동 (진인사 대천명 / PASCAL)

진 땀나게 운동하고 : PHYSICAL ACTIVITY
약간 숨이 찰 정도로 일주일에 3번 이상 유산소 운동(걷기, 달리기, 수영, 자전거 타기 등)을 한다.
추가로 근력운동, 스트레칭, 요가를 하면 더 좋다.

• 지난 일주일 간 평균 운동횟수는?

　　안했다　　　1~2번　　　3번 이상

인 정사정없이 담배 끊고 : ANTI-SMOKING
담배를 피우면 피가 끈적끈적 해져서 뇌혈관이 잘 막힘. 절대 피우지 말아야 함!

• 지난 일주일 담배 피운 횟수는?

하루 10개피 이상　하루 10개피 이하　전혀 피우지 않았다

사 회활동과 긍정적인 사고를 많이 하고 : SOCIAL ACTIVITY
마음에 맞는 사람들과 자주 만나고 대화하며, 지역사회의 다양한 사회활동에 참여한다.

• 지난 일주일 간 사람들과 만난 횟수는?

　전혀 안 만났다　　1~2번　　　3번 이상

대 뇌 활동을 적극적으로 하고 : COGNITIVE ACTIVITY
말하기, 글쓰기, 토론하기, 발표하기, 독서하기, 새로운 것 배우기(외국어, 스마트폰 사용법),
강의듣기 등 적극적으로 머리쓰는 활동을 한다.

• 하루 평균 독서 및 공부한 시간은?

　전혀 안 했다　　30분 이상　　60분 이상

천 박하게 술 마시지 말고 : ALCOHOL IN MODERATION
과음과 폭음은 인지장애에 걸릴 확률을 1.7배나 높인다. 마시더라도 일주일에 1잔 3회 이하로 줄인다.
(1잔 : 맥주는 맥주잔, 소주는 소주잔, 양주는 양주잔)

• 지난 일주일 마신 술의 양은?

　8잔 이상　　　4~7잔　　　3잔 이하

명 을 연장하는 식사를 하라 : LEAN BODY MASS AND HEALTHY DIET
비만이 되지 않도록 식사량을 조절하고, 채소, 과일, 견과류, 두부, 계란, 생선, 닭가슴살, 우유 또는 두유, 현미밥 등
균형 잡힌 건강한 식사와 물을 충분히 섭취하면서 수면에 문제가 없는 한 차를 마시면 좋다.

• 체중 : (　　　kg) / 책의 마지막 페이지를
　참고해서 비만도를 체크해본다.

	저체중	표준	과체중	비만
BMI	18.5 미만	18.5~23	23 이상	25 이상

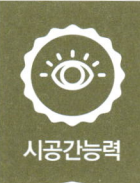

글자 회전

사자성어 입니다. 예시와 같이 글자를 180도로 회전하여 적어 보세요. 내 앞에 사람이 앉아 있다 생각하고, 앞사람이 봤을 때 올바른 방향의 글자가 되도록 상상하면서 글자를 적어 보세요. 단, 종이를 돌리면 안됩니다.

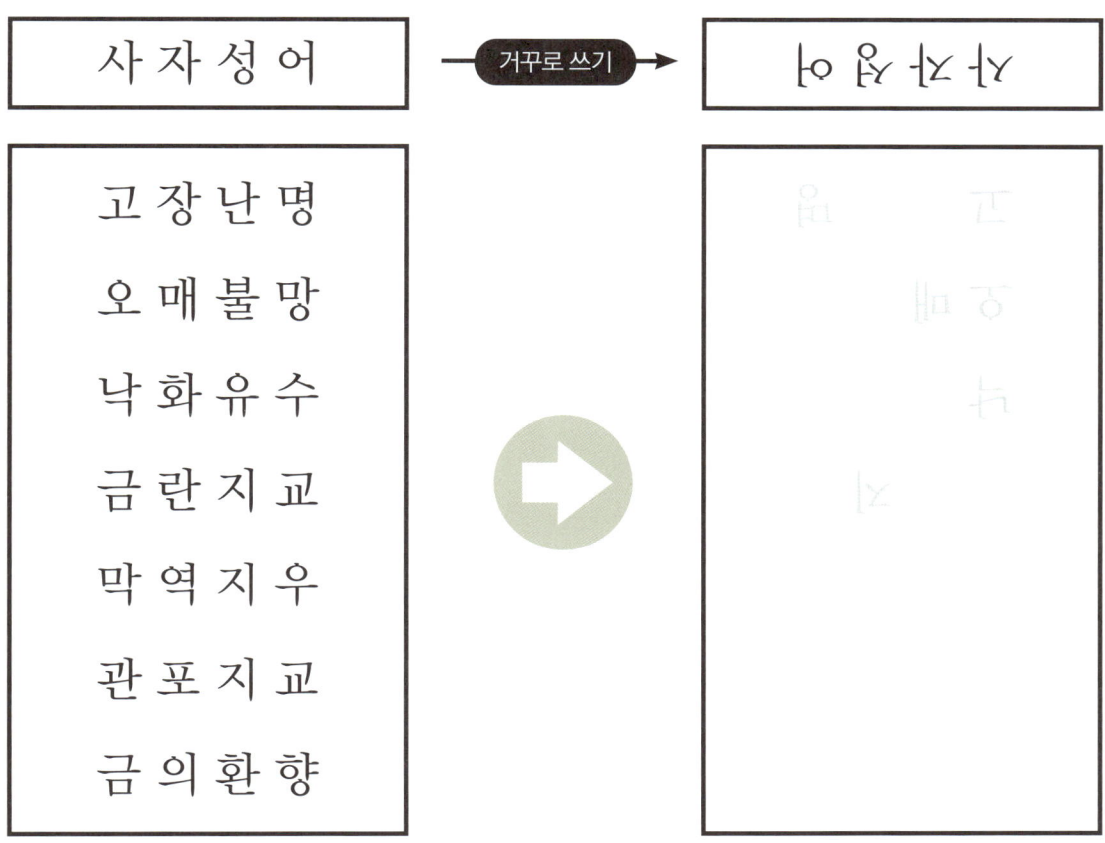

| 사 자 성 어 | → 거꾸로 쓰기 → | 어 성 자 사 |

고 장 난 명
오 매 불 망
낙 화 유 수
금 란 지 교
막 역 지 우
관 포 지 교
금 의 환 향

매일의 단어 문제 | 두 글자씩 짝을 지어 단어를 만들어 보세요. (글자는 중복해서 사용해도 됩니다)

수 산 고
석   종 소
   호 기
   악   추
   식 용

수용

목요일

뇌美인 에세이

나는 현재 어떤 대뇌 활동을 하는가?

말하기, 글쓰기, 토론하기, 발표하기, 독서하기, 새로운 것 배우기(스마트폰 사용법), 강의듣기 등 적극적으로 머리쓰는 활동을 말합니다.

계산력

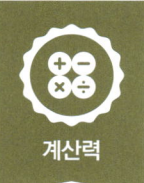

숫자 계산

11~19까지의 숫자를 한 번씩만 사용하여 아래의 식을 완성해 보세요.
가로줄과 세로줄에 제시되어 있는 숫자의 합이 모두 맞아야 합니다.

{ 11 , 12 , 13 , 14 , 15 , 16 , 17 , 18 , 19 }

19	+		+		=	**48**
+		+		+		
	+	12	+		=	**45**
+		+		+		
13	+		+		=	**42**
=		=		=		
49		**44**		**42**		

매일의 단어 문제 | 다음의 초성으로 만들 수 있는 단어를 20개 이상 적어 보세요.

[ㄱ ㅍ] 강풍,

금요일

일주일 정리

이번 한 주 내가 한 일들을 떠올려보세요.
기억력 향상에 많은 도움이 됩니다.

월 : ....

화 : ....

수 : ....

목 : ....

금 : ....

이번 주 만난 사람 :

....

....

....

....

나의 긍정점수

지난 한 주 만난 사람, 주위 사람들을 떠올리고 한 사람씩 평가해 보세요.
그 평가가 바로 당신의 긍정 정도를 말해 줍니다.

대상										
점수 (100점 만점)										

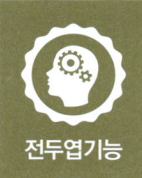

스도쿠

〈가로 줄〉, 〈세로 줄〉, 〈작은 9칸의 네모〉 안에 1~9의 숫자를 중복되지 않게 한 번씩 채워 넣으세요.
빈칸이 적은 줄부터 시작해 보세요.

2	7	6	8	3	1	9	5	4
3		1	7		5	8		2
				9		6		3	1
9	8	2		5		1	4	3
		3		9		6	7	8
	6	4				2	9	5
			1		3			6
6		7	5		4	3		9
4		8	2			5		7

매일의 단어 문제 | 아래 제시된 초성을 보고 직업 이름을 맞혀 보세요.

〈예시〉 ㄱㅅ → 교사

1. ㄱㄱ맨
2. ㄱ자
3. ㅁㄷ
4. ㅂㅅ운ㅈㄱㅅ
5. ㅇㄴㅇㅅ

6. ㅈㅎ자
7. ㅅ악ㄱ
8. ㄷㅈ이ㄴ
9. ㅅ우
10. ㄱ인

5주 [정답]

05-1 [주의집중력 _ 배수 연결]

53	11	14	17	65	22	16	32	40	49	73
110	13	7	44	89	88	23	67	61	19	22
34	33	15	39	54	199	132	75	168	42	160
149	35	155	152	81	298	108	119	157	154	109
118	146	158	161	45	20	72	151	160	148	110
10	168	177	66	96	145	57	456	153	42	127
256	82	85	64	255	232	108	112	143	201	128
166	145	125	65	123	137	135	113	142	231	139
40	140	124	22	195	128	144	130	131	138	136
55	279	21	159	126	200	18	297	129	198	115
46	97	67	178	169	199	76	133	130	223	122
116	134	137	25	71	134	169	8	134	224	121

[매일의 단어 문제]

가장, 가정, 가족, 가죽, 가지, 각자, 각종, 간장, 간접, 갈증, 감자, 감정, 강점, 강제, 강조, 개정, 거주, 거지, 거짓, 걱정, 건조, 걸작, 검증, 겨자, 견제, 결정, 경전, 경제, 경주, 경지, 계절, 계좌, 고작, 고장, 고전, 고집, 공장, 공정, 공주, 공중, 과자, 과장, 과정, 과제, 관절, 관점, 광장, 광주, 교장, 교재, 교직, 구절, 국장, 국적, 국제, 귀족, 규정, 규제, 극장, 글자, 금지, 긍지, 기자, 기적, 기점, 기존, 기증, 기지, 기질, 긴장

등 기타 다른 단어도 있습니다.

05-2 [기억력 _ 글자 위치 기억]

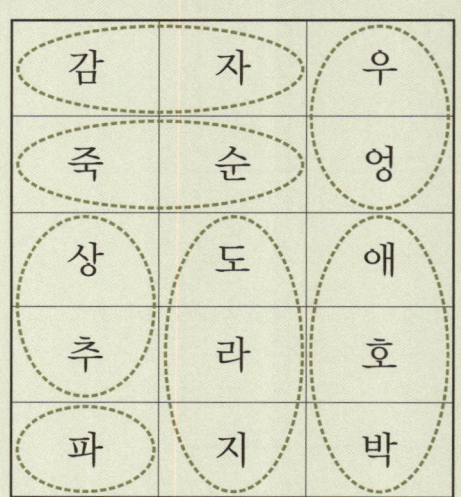

가지, 애호박(O),
고구마, 감자(O),
미나리, 파(O),
고추, 배추, 상추(O),
오이, 죽순(O),
부추, 시금치, 우엉(O),
치커리, 루콜라, 콩나물,
도라지(O),
셀러리, 피망, 버섯, 연근, 무우

[매일의 단어 문제]

1. 약사
2. 간호사
3. 국회의원
4. 외교관
5. 회계사
6. 소방관
7. 판사 / 포수
8. 수의사 / 사육사
9. 영화감독
10. 치과의사

05-3 [시공간능력 _ 글자회전]

고 장 난 명
오 매 불 망
낙 화 유 수
금 란 지 교
막 역 지 우
관 포 지 교
금 의 환 향

(회전된 글자)
고 장 난 명
오 매 불 망
낙 화 유 수
금 란 지 교
막 역 지 우
관 포 지 교
금 의 환 향

[매일의 단어 문제]

고기, 고산, 고석, 고소, 고수, 고식, 고용, 고종, 고추, 기고, 기산, 기소, 기수, 기악, 기용, 기종, 기호, 산기, 산소, 산수, 산악, 산호, 석고, 석기, 석수, 석식, 석호, 소고, 소수, 소식, 소용, 식기, 식수, 식용, 식종, 악기, 악수, 악용, 악종, 용기, 용산, 용수, 용식, 용호, 종기, 종식, 종용, 추고, 추산, 추석, 추수, 추악, 추종, 호기, 호소, 호수

등 기타 다른 단어도 있습니다.

[시공간능력 _ 글자회전]

- **고장난명** : 외손뼉은 울릴 수 없다는 뜻으로, 혼자서는 일을 이루지 못하거나 맞서는 사람이 없으면 싸움이 되지 않음
- **오매불망** : '자나 깨나 잊지 못하다'라는 뜻으로, 사랑하는 사람을 그리워하여 잠 못 들거나 근심 또는 생각이 많아 잠 못 드는 것을 비유하는 말로 사용됨
- **낙화유수** : 지는 꽃과 흐르는 물이라는 뜻으로, 가는 봄의 경치를 나타내거나 힘과 세력이 약해져 보잘것없이 쇠퇴해간다는 것을 비유하는 말
- **금란지교** : 쇠처럼 굳고 난처럼 향기가 배어나오는 사귐 이라는 뜻
- **막역지우** : 서로 허물이 없을 만큼 친한 친구
- **관포지교** : 관중과 포숙의 사귐. 즉 영원히 변치 않는 참된 우정
- **금의환향** : 비단옷을 입고 고향으로 돌아옴. 즉 성공을 거둔 후 사람들의 환영을 받으며 고향으로 개선하는 모습

출처 : 네이버 지식백과

05-4 [계산력 _ 숫자 계산]

(정답 1)

19	+	14	+	15	=	48
+		+		+		
17	+	12	+	16	=	45
+		+		+		
13	+	18	+	11	=	42
=		=		=		
49		44		42		

(정답 2)

19	+	18	+	11	=	48
+		+		+		
17	+	12	+	16	=	45
+		+		+		
13	+	14	+	15	=	42
=		=		=		
49		44		42		

[매일의 단어 문제]

가판, 가편, 가평, 가풍, 간파, 간판, 간편, 갈피, 갑판, 강판, 개판, 개편, 개폐, 개표, 거품, 건필, 검표, 격파, 결판, 결핍, 경품, 계파, 골품, 골프, 공판, 공평, 공포, 공표, 과표, 교편, 교포, 구필, 국풍, 군포, 궁핍, 글피, 금패, 금품, 급파, 기판, 기포, 기품, 기풍, 기피

등 기타 다른 단어도 있습니다.

05-5 [전두엽기능 _ 스도쿠]

2	7	6	8	3	1	9	5	4
3	9	1	7	4	5	8	6	2
8	4	5	9	2	6	7	3	1
9	8	2	6	5	7	1	4	3
1	5	3	4	9	2	6	7	8
7	6	4	3	1	8	2	9	5
5	2	9	1	7	3	4	8	6
6	1	7	5	8	4	3	2	9
4	3	8	2	6	9	5	1	7

[매일의 단어 문제]

1. 개그맨
2. 기자
3. 모델
4. 버스운전기사
5. 아나운서
6. 지휘자
7. 성악가
8. 디자이너
9. 성우
10. 군인

월요일

일주일 계획

이번 일주일을 생각하며 해야 할 일들을 정리해보세요.

꼭 해야할 일들 :

월 :

화 :

수 :

목 :

금 :

중요한 약속 / 만날 사람 :

재미난 계획 :

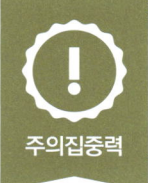

글자 찾기

06-1

모양 판에서 ▨을 모두 찾아 색칠해 보세요. ▨을 연결했을 때 어떤 글자가 나오는지 맞혀 보세요.

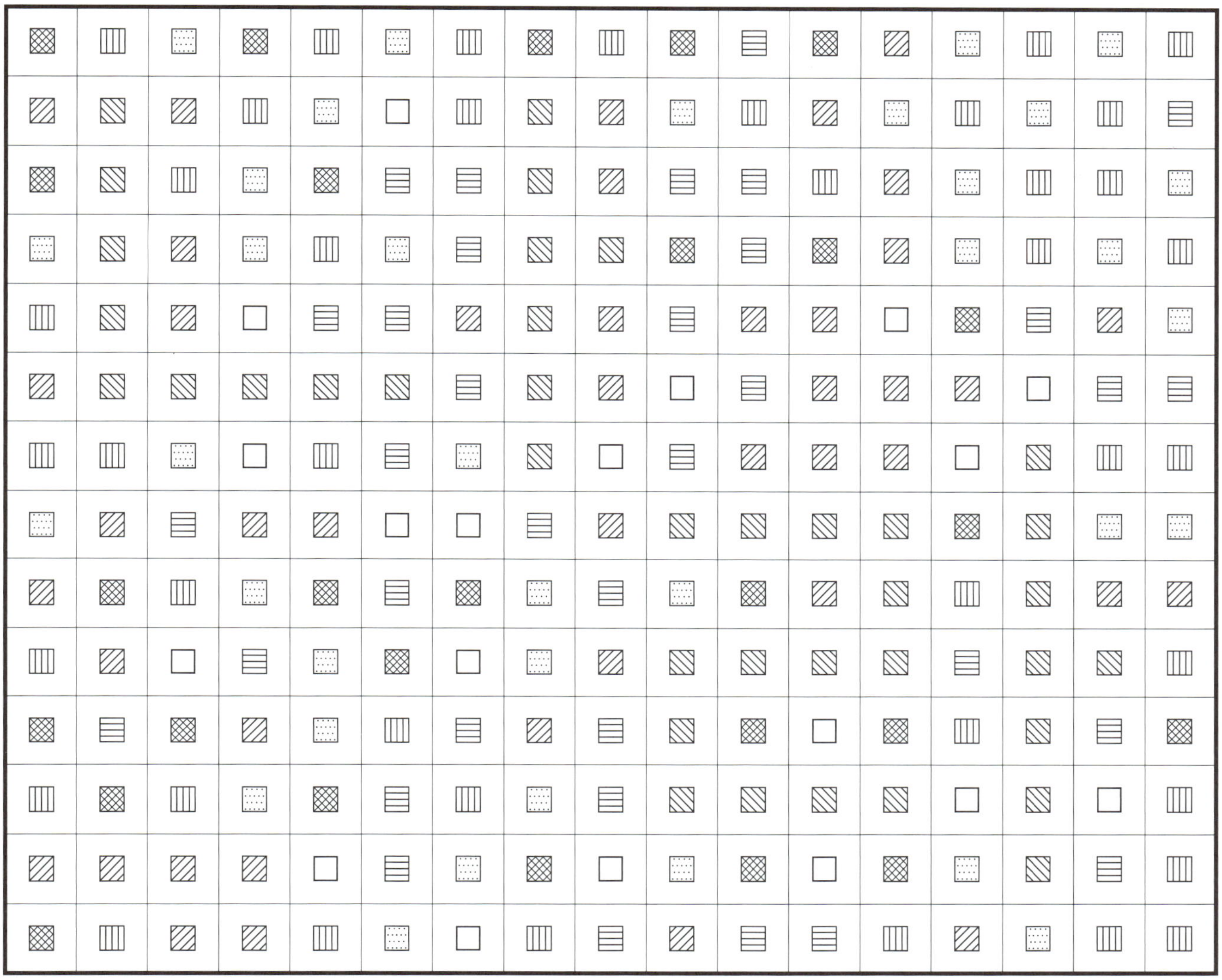

매일의 단어 문제 | 다음의 초성으로 만들 수 있는 단어를 20개 이상 적어 보세요.

[ㄱ ㅊ] 김치,

뇌美인 칼럼 06

화요일

깊고 충분한 수면이 치매를 줄여준다

예로부터 수면은 최고의 보약이라고 하였다. 현대의학의 시각에서도 수면의 양이 적거나 질이 나쁘면 고혈압, 당뇨병, 뇌졸중 등 여러 가지 질환들의 발생이 증가하는 것으로 알려져 있다. 최근 연령의 증가와 함께 세계적인 문제가 되고 있는 알츠하이머병(Alzheimer's disease) 역시 수면의 양 및 질과 연관이 있다는 보고들이 있으나, 그 인과관계에 대하여 명백히 밝혀진 바는 없었다.

올해 1월 세계적인 실험 의학 잡지인 〈Journal of Experimental Medicine〉에 보고된 서울아산병원 신경과 노지훈 교수의 연구는 이러한 인과관계의 해답을 내놓으면서 수면 조절을 통해 알츠하이머병을 치료할 수 있는 새로운 기전을 제시했다. 알츠하이머병은 뇌 안에 아밀로이드 베타라는 독성물질이 축적, 응집되면서 발생하는데, 연구진은 알츠하이머병 동물 모델에서 알츠하이머병 병리 (아밀로이드 베타 응집)가 증가할수록 수면의 양이 줄어 들고 깨어있는 상태가 증가함을 보고하였다. 반대로 원천적으로 알츠하이머병 병리를 차단하는 경우, 정상 수면이 유지됨을 확인하였다. 이러한 소견은 사람을 대상으로 하는 다른 연구에서도 동일하게 관찰되었다. 70명의 정상 인지기능을 가진 성인을 대상으로 손목 수면 측정기(actigraphy)로 측정한 수면 양과 뇌영상으로 측정한 뇌 안의 아밀로이드 베타 양을 비교한 연구 결과, 6시간 이하로 적은 양의 수면을 취한 사람들의 경우 7시간 이상 충분히 잠을 잔 사람들에 비하여 아밀로이드 베타의 양이 증가한 소견이 관찰된 것이다. 반대로 유전자 조작을 통해 수면을 약 10% 정도 늘리면 알츠하이머병 병리가 50% 이상 현저히 줄었고, 이러한 변화는 수면 양을 줄이면 반감되었다. 이는 깊고 충분한 수면을 취하는 동안 뇌의 자정 작용으로 알츠하이머병 병리가 제거되기 때문으로 생각된다.

현대인들은 원하든 원하지 않든 생체 리듬에 맞지 않는 인위적인 짧은 수면을 취하고 있다. 어쩔 수 없이 해야 하는 일들이 있다면 최대한 빨리 집중해서 마치고, 마음 편히 충분하고 깊은 잠을 자자. 피부 미인만이 아니라 뇌미인이 될 수 있다.

[깊고 충분한 잠을 자면 생기 있는 피부 미인이 되듯,
꿀잠을 자는 동안 뇌도 노폐물을 없애 건강하고 아름다워 질 수 있다.]

출처 : 노지훈 (The Journal of Experimental Medicine, 2015)

짝꿍 단어 기억

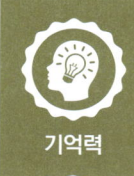
기억력

세 개씩 묶어진 단어를 쉽게 기억하기 위해 이야기를 만들어서 외워 보세요.

왼쪽 내용을 종이로 가리고, 단어와 그림의 짝을 찾아 선으로 연결하세요.

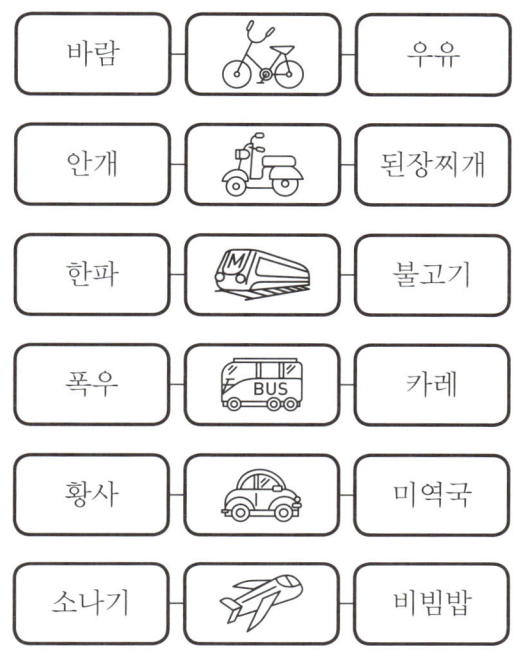

예시) 바람 부는 날 자전거를 타고 시원한 우유를 마시니 기분이 상쾌하다.

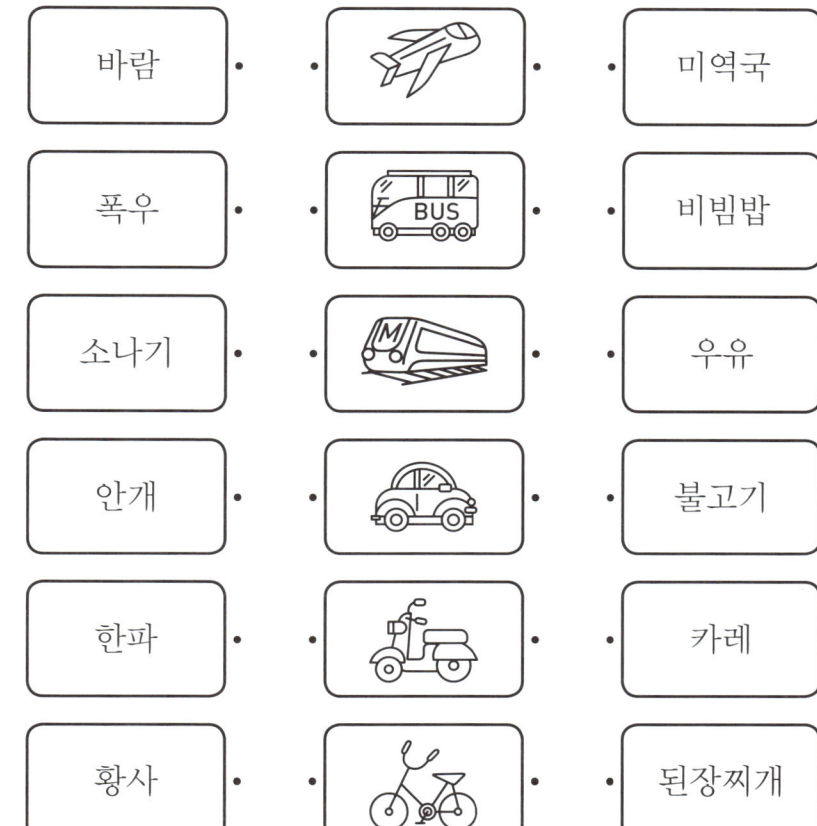

매일의 단어 문제 | 다음 제시된 초성을 보고 어류 및 갑각류 이름을 맞혀 보세요.

〈예시〉 ㄱㄷㅇ → 고등어

1. ㅎ ㅇ
2. ㄷ ㄱ
3. ㅊ ㅊ
4. ㄴ ㅊ
5. ㅂ ㅇ
6. ㄲ ㅊ
7. ㅇ ㅈ ㅇ
8. ㅈ ㄲ ㅁ
9. ㅅ ㅊ ㅇ
10. ㅇ ㅇ

수요일

최근 일주일 '뇌미인' 활동 (진인사 대천명 / PASCAL)

진 땀나게 운동하고 : PHYSICAL ACTIVITY
약간 숨이 찰 정도로 일주일에 3번 이상 유산소 운동(걷기, 달리기, 수영, 자전거 타기 등)을 한다.
추가로 근력운동, 스트레칭, 요가를 하면 더 좋다.

• 지난 일주일 간 평균 운동횟수는?

안했다   1~2번   3번 이상

인 정사정없이 담배 끊고 : ANTI-SMOKING
담배를 피우면 피가 끈적끈적 해져서 뇌혈관이 잘 막힘. 절대 피우지 말아야 함!

• 지난 일주일 담배 피운 횟수는?

하루 10개피 이상   하루 10개피 이하   전혀 피우지 않았다

사 회활동과 긍정적인 사고를 많이 하고 : SOCIAL ACTIVITY
마음에 맞는 사람들과 자주 만나고 대화하며, 지역사회의 다양한 사회활동에 참여한다.

• 지난 일주일 간 사람들과 만난 횟수는?

전혀 안 만났다   1~2번   3번 이상

대 뇌 활동을 적극적으로 하고 : COGNITIVE ACTIVITY
말하기, 글쓰기, 토론하기, 발표하기, 독서하기, 새로운 것 배우기(외국어, 스마트폰 사용법),
강의듣기 등 적극적으로 머리쓰는 활동을 한다.

• 하루 평균 독서 및 공부한 시간은?

전혀 안 했다   30분 이상   60분 이상

천 박하게 술 마시지 말고 : ALCOHOL IN MODERATION
과음과 폭음은 인지장애에 걸릴 확률을 1.7배나 높인다. 마시더라도 일주일에 1잔 3회 이하로 줄인다.
(1잔 : 맥주는 맥주잔, 소주는 소주잔, 양주는 양주잔)

• 지난 일주일 마신 술의 양은?

8잔 이상   4~7잔   3잔 이하

명 을 연장하는 식사를 하라 : LEAN BODY MASS AND HEALTHY DIET
비만이 되지 않도록 식사량을 조절하고, 채소, 과일, 견과류, 두부, 계란, 생선, 닭가슴살, 우유 또는 두유, 현미밥 등
균형 잡힌 건강한 식사와 물을 충분히 섭취하면서 수면에 문제가 없는 한 차를 마시면 좋다.

• 체중 : (kg) / 책의 마지막 페이지를
참고해서 비만도를 체크해본다.

	저체중	표준	과체중	비만
BMI	18.5 미만	18.5~23	23 이상	25 이상

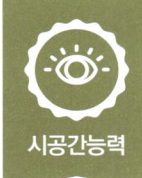

도형 회전

회전된 4개의 입체도형 중에 색깔 토막의 위치가 다른 도형 하나를 찾아 보세요.

예시)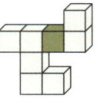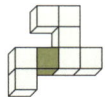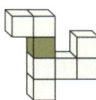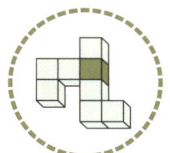

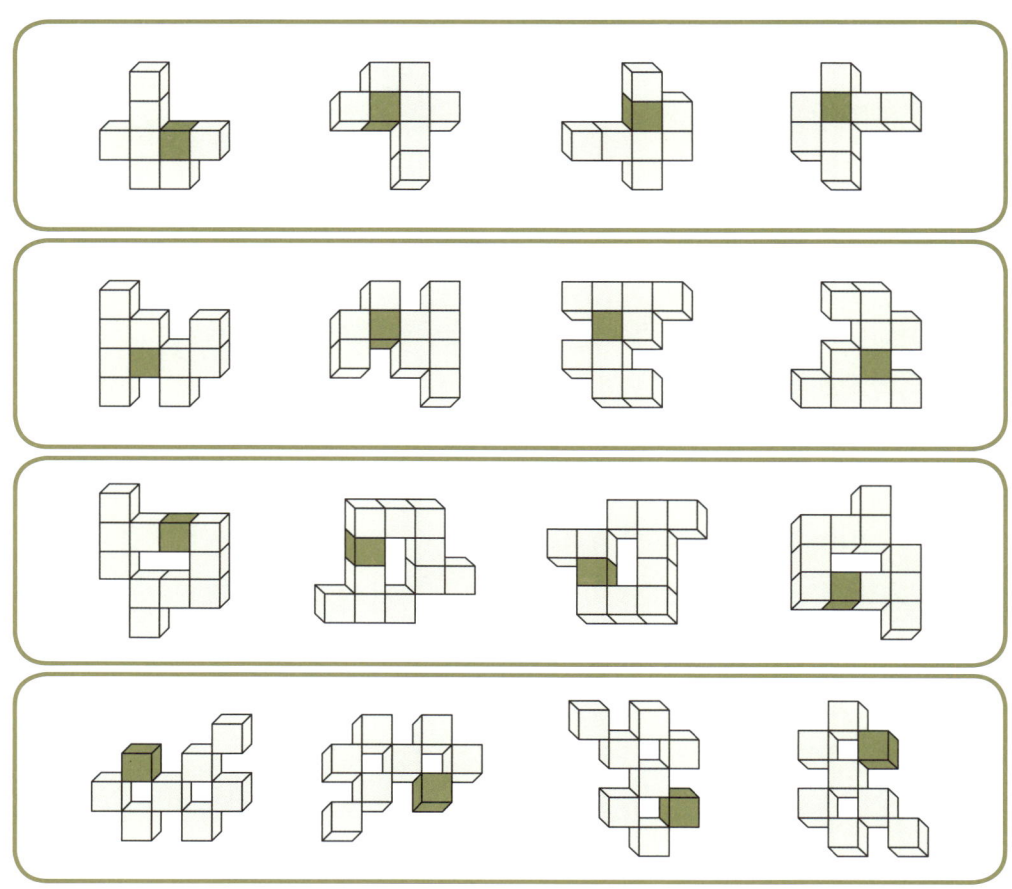

매일의 단어 문제 | 두 글자씩 짝을 지어 단어를 만들어 보세요. (글자는 중복해서 사용해도 됩니다)

공	사	신
기		고
	영	소
용	근	부
오		명

공기

목요일

뇌美인 에세이

나는 숙면을 위해 어떤 노력을 하는가?
참고로 숙면을 위한 지침은 다음과 같습니다.(해당사항에 동그라미 쳐보세요)

1. 낮잠을 피하되, 너무 졸리면 아침 기상 5-8시간 후에 10-15분 정도로 잠깐 낮잠을 잔다. (   )
2. 잠자리에 누워 있는 시간(예, 하루 8시간)을 정해놓고 지킨다. (   )
3. 잠자리에 들기 6시간 이전에 매일 40분 정도 규칙적인 운동을 한다. (   )
4. 잠들기 2시간 이내에 30분 간 따뜻한 물로 목욕을 한다. 따뜻한 물이나 보리차를 마셔도 좋다. (   )
5. 평일과 휴일 모두 기상시간을 일정하게 유지한다. (   )
6. 밤에 화장실에 갈 때 밝은 빛에 노출되지 않도록 한다. 밝은 빛은 다시 잠들기 어렵게 한다. (   )
7. 아침 기상 후 30분 이내에 햇빛을 쬔다. (   )
8. 금연한다. 담배를 피우더라도 저녁 7시 이후에는 피우지 않는다. (   )
9. 커피를 줄이되, 마시더라도 하루 1잔 이상, 오전 10시 이후에는 마시지 않는다. (   )
10. 금주한다. 불가피한 경우 드물게 소량만 마신다. (   )
11. 잠자리에 들기 3시간 이내에는 많이 먹거나 마시지 않는다. 그러나 배가 고파도 잠들기 어려우므로 우유 한 컵, 치즈 등을 가볍게 먹는 것은 수면에 좋다. (   )
12. 잠들기 어려울 때 시계를 보는 것은 숙면에 좋지 않으므로 보이지 않는 곳에 둔다. (   )
13. 침실은 어둡고 조용하며, 환기가 잘 되고 편안한 실내 온도가 유지되도록 한다. (   )
14. 밤에 자주 깰 경우, 긴장을 풀고 즐거운 느낌을 갖도록 자기 최면을 배운다. (   )
15. 수면 환경이 바뀌는 것은 좋지 않으므로 가급적 집에서 잠을 자도록 한다. (   )
16. 잠자리에서 일하거나 다른 생각을 하는 습관을 버린다. 또 너무 딱딱하거나 푹신하지 않게 유지하고, 적당한 높이의 베개를 사용한다. (   )
17. 내일 해야 할 일과 문제는 종이에 적어 놓고, 마음을 편하게 가지도록 한다. (   )
18. 수면제는 불면증 치료제가 아니므로 가급적 제한한다. (   )

출처: 삼성서울병원 신경과 수면전문의 주은연 교수 제공

나의 숙면 계획을 적어보세요

....
....
....

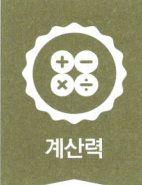

주사위 계산

주사위의 동그라미 개수를 숫자로 연상하여 계산해 보세요.
예시와 같이 주사위 두 개로 두 자리 숫자를 만들어 계산해 보세요.

예시) 42 - 15 = 27

1. ☐☐ + ☐☐ - ☐☐ = (   )
2. ☐☐ - ☐☐ + ☐☐ = (   )
3. ☐☐ - ☐☐ + ☐☐ = (   )
4. ☐☐ + ☐☐ - ☐☐ = (   )
5. ☐☐ + ☐☐ - ☐☐ = (   )
6. ☐☐ - ☐☐ + ☐☐ = (   )

매일의 단어 문제 | 다음의 초성으로 만들 수 있는 단어를 20개 이상 적어 보세요.

[ㄱㅎ] 강화,

금요일

일주일 정리

이번 한 주 내가 한 일들을 떠올려보세요.
기억력 향상에 많은 도움이 됩니다.

월 : ....

화 : ....

수 : ....

목 : ....

금 : ....

이번 주 만난 사람 :

....

....

....

....

....

나의 긍정점수

지난 한 주 만난 사람, 주위 사람들을 떠올리고 한 사람씩 평가해 보세요.
그 평가가 바로 당신의 긍정 정도를 말해 줍니다.

대상										
점수 (100점 만점)										

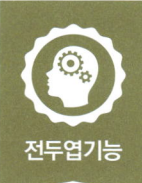

전두엽기능

방향 읽기

예시에서처럼 방향을 나타내는 한자 [上(상), 下(하), 左(좌), 右(우)]와 화살표 방향이 일치하는 것을 아래표에서 찾아 동그라미 표시하세요. 앞에서부터 순서대로 가능한 빨리 정확하게 해보세요.

예시)

| 上↑ | 下↓ | 左← | 右→ |

左↑	右←	ⓘ下↓	ⓘ上↑	ⓘ右→	下↑	下←	上↓	ⓘ右→
左←	上↑	右←	左→	下↑	右↓	右→	上↑	左←
下↓	右→	上↑	下↑	下↓	左←	右←	右→	左←
下↑	左→	右←	右↓	右↑	左→	左↑	右↓	上↑
上→	左→	上↑	左←	右→	右↑	右→	左←	上→
下←	下↓	右←	左↓	右↑	左→	右→	下↓	上↓
上→	右↑	左→	右←	上↓	左←	下↓	右→	上↑
下↓	左↓	左←	右↑	上→	左←	上↑	左→	右←
上↑	下↓	右←	左↓	下↑	下←	上↑	右→	左↓

매일의 단어 문제 | 다음 제시된 초성을 보고 어류 및 갑각류 이름을 맞혀 보세요.

〈예시〉 ㄱㄷㅇ → 고등어

1. ㅅㅇ
2. ㄱㅊ
3. ㅈㅇ
4. 문ㅇ
5. ㅁ치

6. ㄱㅇㄹ
7. 옥ㄷ
8. ㅅㅅ리
9. ㄲㄸㄱ
10. ㄱㅅㄱㄱ

6주

[정답]

06-1 [주의집중력 _ 글자 찾기]

[매일의 단어 문제]

가차, 가축, 가출, 가치, 간척, 간첩, 갈치, 감찰, 감초, 감촉, 감축, 개척, 개천, 개최, 객체, 거처, 건축, 검찰, 격차, 경찰, 경청, 경추, 경치, 계층, 고착, 고찰, 고참, 고철, 고체, 고초, 고충, 고층, 곤충, 골치, 공채, 공책, 공천, 관찰, 관청, 관측, 광채, 교차, 교체, 구천, 구청, 구축, 군청, 군축, 군침, 규칙, 근처, 기차, 기척, 기체, 기초, 기침, 김치

등 기타 다른 단어도 있습니다.

06-2 [기억력 _ 짝꿍 단어 기억]

- 바람 — 자전거 — 우유
- 안개 — 오토바이 — 된장찌개
- 한파 — 지하철 — 불고기
- 폭우 — 버스 — 카레
- 황사 — 자동차 — 미역국
- 소나기 — 비행기 — 비빔밥

[매일의 단어 문제]

1. 홍어, 황어, 향어
2. 대구
3. 참치
4. 넙치, 날치
5. 복어, 방어, 빙어, 병어, 붕어
6. 꽁치
7. 오징어
8. 주꾸미
9. 산천어
10. 연어, 잉어, 은어

* 이외에 다른 어류 이름도 있습니다.

06-3 [시공간능력 _ 도형 회전]

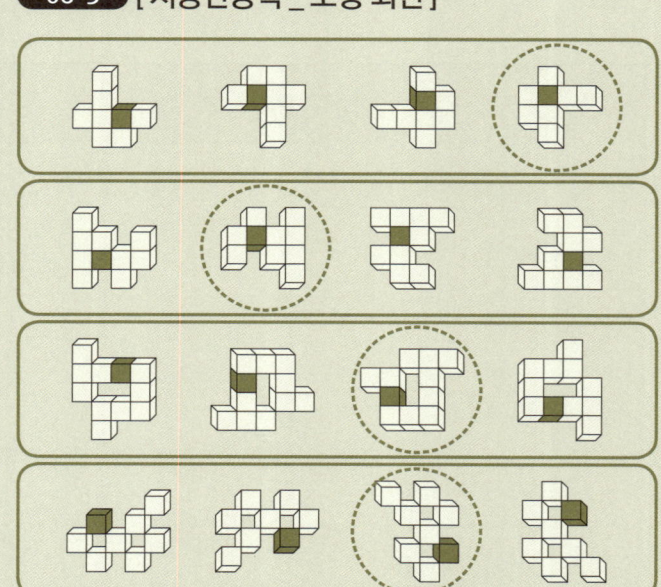

[매일의 단어 문제]

고기, 고명, 고부, 고영, 고용, 공고, 공기, 공명, 공부, 공사, 공소, 공영, 공용, 근소, 기고, 기근, 기소, 기용, 기부, 명기, 명부, 명사, 명소, 명신, 부고, 부근, 부사, 부소, 사고, 사공, 사기, 사부, 사신, 사용, 소고, 소명, 소신, 소용, 신고, 신기, 신명, 신사, 신용, 오기, 오명, 오용, 용기, 용명, 용사

등 기타 다른 단어도 있습니다.

06-4 [계산력 _ 주사위 계산]

1. 62 + 46 − 13 = 95
2. 54 − 26 + 44 = 72
3. 31 − 14 + 56 = 73
4. 66 + 55 − 32 = 89
5. 15 + 46 − 13 = 48
6. 53 − 46 + 41 = 48

[매일의 단어 문제]

가호, 가훈, 각하, 간호, 간혹, 감형, 감회, 감흥, 강행, 개항, 개혁, 개화, 견학, 견해, 결함, 결합, 결핵, 결혼, 경향, 경험, 경호, 계획, 고함, 고해, 고행, 고향, 고환, 공학, 공해, 공허, 공헌, 공황, 과학, 관할, 관행, 괄호, 교화, 교환, 교황, 교회, 교훈, 구현, 구호, 구획, 국호, 국화, 국회, 군화, 궁합, 권한, 귀향, 귀환, 균형, 극한, 근해, 기한, 기행, 기형, 기호, 기혼, 기회, 기후

등 기타 다른 단어도 있습니다.

06-5 [전두엽기능 _ 방향읽기]

左↑	右←	下↓	上↑	右→	下↑	下←	上↓	右→
左←	上↑	右←	左→	下↑	右↓	右→	上↑	左←
下↓	右→	上↑	下↑	下↓	左←	右←	右→	左←
下↑	左→	右←	右↓	右↑	左→	左↑	右↓	上↑
上→	左→	上↑	左←	右→	右↑	右←	左←	上↑
下←	下↓	右←	左↓	右↑	左→	右→	下↓	上↓
上→	右↑	左→	右←	上↓	左←	下↓	右→	上↑
下↓	左↓	左←	右↑	上→	左←	上↑	左→	右←
上↑	下↓	右←	左↓	下↑	下←	上↑	右→	左↓

[매일의 단어 문제]

1. 상어, 숭어, 송어
2. 갈치
3. 장어, 전어
4. 문어
5. 멸치
6. 가오리
7. 옥돔
8. 송사리
9. 꼴뚜기
10. 가시고기

* 이외에 다른 어류 이름도 있습니다.

월요일

일주일 계획

이번 일주일을 생각하며 해야 할 일들을 정리해보세요.

꼭 해야할 일들 :

월 :

화 :

수 :

목 :

금 :

중요한 약속 / 만날 사람 :

재미난 계획 :

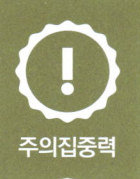

같은 모양 찾기

아래의 표 안에서 가로와 세로 중, 보기에서 제시된 모양 순서대로 되어 있는 것을 모두 찾아 동그라미 표시하세요. 정답은 예시를 포함하여 총 15개 입니다.

보기 = ÔĦÅĐ

å	Đ	Â	ħ	Ø	Õ	Ô	Ħ	Å	Đ
Õ	A	Ô	Ħ	Ô	Ħ	Å	Đ	å	Ö
ħ	H	Ħ	Å	Ø	Ê	Ø	Å	Ô	∧
Å	Ô	Å	Ô	Ħ	Å	Đ	å	Ô	δ
Đ	Ħ	Đ	Å	Đ	Å	Ô	Ê	Ħ	ħ
Ħ	Å	δ	Å	Đ	Ò	Ħ	Ô	Å	Å
Å	Đ	ħ	Ħ	ħ	Ô	Å	Ħ	Đ	Đ
Ô	Ħ	Å	Đ	Å	Ħ	Ò	Ħ	Å	Đ
Ó	A	Ê	ħ	Đ	Å	Ë	Ø	Ô	Å
Ô	δ	Ô	Å	Ŧ	Đ	Ô	Ħ	Å	Đ
Ħ	Å	Ħ	Đ	Ô	Ħ	Å	Đ	δ	ħ
Å	Ö	Å	Ħ	Đ	Ô	Ô	Ħ	Å	Ô
Đ	Ô	Đ	Å	Ħ	Ħ	Ħ	Å	Ö	Ħ
∧	H	Ħ	Å	Đ	Å	∧	Ê	Ø	Å
Ô	Ħ	Å	Đ	Ê	Đ	Ô	Å	Đ	Đ

매일의 단어 문제 | 다음의 초성으로 만들 수 있는 단어를 20개 이상 적어 보세요.

[ㄴ ㄱ] 날개,

화요일

뇌美인 칼럼 07

뇌미인은 어떤 사람일까?

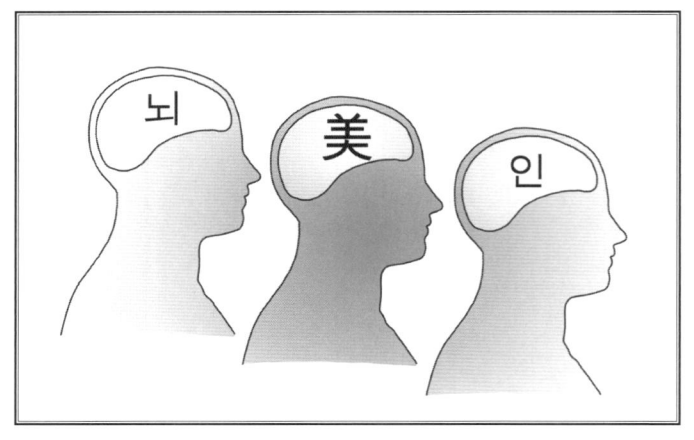

이쯤해서 뇌미인의 정의를 내려보려고 한다. 뇌미인은 우선 앞으로 소개할 인지 건강 수칙(진인사대천명)을 잘 지켜 자기 뇌 관리를 잘하는 사람이다. 즉, 술 담배로부터 뇌를 보호하고, 뇌에 좋은 음식을 먹으면서, 비만하지 않고, 운동하고, 두뇌 활동하고, 사람들과 어울리는 사회 활동을 하는 사람이다. 이것만 잘 지켜도 뇌미인에 성큼 다가선다. 그러나 뇌 관리는 궁극적으로 뭔가를 실현하기 위한 방법일 뿐이며, 우리는 그 이상을 해야 한다.

뇌미인은 우선 자신의 조건을 잘 관찰한다. 자신의 조건 중 바꿀 수 없는 조건과 바꿀 수 있는 조건을 잘 관찰한다. 그런 다음 바꿀 수 없는 조건은 바로 받아들이고, 바꿀 수 있는 조건 중 자기가 잘 할 수 있고 자기가 좋아하는 일을 찾아낸다. 그것이 무엇이든 잘하고 좋아하는 일을 바탕으로 자기만의 꿈과 목표를 세운다. 그 다음 부지런함, 성실, 정직을 무기 삼아 꾸준히 실천한다. 자신만의 꿈과 목표가 있고 작은 일부터 꼼꼼히 마무리함으로 현실 생활에서 뿌리를 내리고 가시적인 성과물을 가지고 있다. 항상 자기 나무를 키우는 느낌을 가지고 살아간다. 그래서 뇌미인은 '실력 있는 사람'이다.

뇌미인은 '실력 있는 사람'에서 그치지 않는다. 일을 할수록 이 세상에서 혼자 할 수 있는 일은 하나도 없다는 것을 깨닫는다. 그리고 이 세상은 모두 하나로 얽혀 있음을 알게 된다. 뇌미인은 자기를 사랑하고 자기가 하는 일을 소중하게 생각한다. 자신을 사랑하므로 남도 사랑하고, 자기가 추구하는 영역이 귀중한 것만큼이나 남의 영역도 귀중함을 안다. 그래서 세상의 다양성을 인정한다. 또한 남의 입장에서 바라보는 역지사지 기능을 잘 사용하므로 남의 의견을 이해하는 넉넉함을 갖고 있다. 그래서 뇌미인은 '향기로운 사람'이다. 자신이 하는 일에 보람과 자부심을 느끼고 실력을 꾸준히 향상시켜가면서도 주위 사람과 조화로운 삶을 산다. 그러므로 평소에 행복할 수밖에 없다.

[뇌미인은 첫째, 자기 뇌 관리를 잘하는 사람, 둘째, 실력 있는 사람, 셋째, 향기로운 사람이다.]

출처 : 위즈덤하우스의 〈뇌美인〉

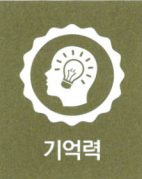

숫자 기억

표 안에 가로, 세로 일정한 규칙이 있습니다. 어떤 규칙이 있을까요? 규칙을 가능한 많이 찾아 적어 보고, 숫자들을 기억해 보세요.

왼쪽 숫자판을 종이로 가리고, 앞에서 찾았던 규칙을 바탕으로 숫자들을 머릿속으로 떠올려서 가장 작은 숫자부터 순서대로 네모 안에 적어 보세요.

32	36	40	44
24	27	30	33
16	18	20	22
8	9	10	11

8			
44			

규칙 1.

규칙 2.

규칙 3.

규칙 4.

규칙 5.

규칙 6.

규칙 7.

규칙 8.

매일의 단어 문제 | 다음 제시된 초성을 보고 과일 이름을 맞혀 보세요.

〈예시〉 ㅂㄴㄴ → 바나나

1. ㅋ위
2. ㄸㄱ
3. 망ㄱ
4. ㅍㅍ야
5. ㅎ라ㅂ

6. ㄹ몬
7. ㅂ루ㅂㄹ
8. ㅇ두
9. ㅍㄷ
10. ㅍㅇㅇㅍ

수요일 | # 최근 일주일 '뇌미인' 활동 (진인사 대천명 / PASCAL)

진 땀나게 운동하고 : PHYSICAL ACTIVITY
약간 숨이 찰 정도로 일주일에 3번 이상 유산소 운동(걷기, 달리기, 수영, 자전거 타기 등)을 한다.
추가로 근력운동, 스트레칭, 요가를 하면 더 좋다.

• 지난 일주일 간 평균 운동횟수는?

안했다   1~2번   3번 이상

인 정사정없이 담배 끊고 : ANTI-SMOKING
담배를 피우면 피가 끈적끈적 해져서 뇌혈관이 잘 막힘. 절대 피우지 말아야 함!

• 지난 일주일 담배 피운 횟수는?

하루 10개피 이상   하루 10개피 이하   전혀 피우지 않았다

사 회활동과 긍정적인 사고를 많이 하고 : SOCIAL ACTIVITY
마음에 맞는 사람들과 자주 만나고 대화하며, 지역사회의 다양한 사회활동에 참여한다.

• 지난 일주일 간 사람들과 만난 횟수는?

전혀 안 만났다   1~2번   3번 이상

대 뇌 활동을 적극적으로 하고 : COGNITIVE ACTIVITY
말하기, 글쓰기, 토론하기, 발표하기, 독서하기, 새로운 것 배우기(외국어, 스마트폰 사용법),
강의듣기 등 적극적으로 머리쓰는 활동을 한다.

• 하루 평균 독서 및 공부한 시간은?

전혀 안 했다   30분 이상   60분 이상

천 박하게 술 마시지 말고 : ALCOHOL IN MODERATION
과음과 폭음은 인지장애에 걸릴 확률을 1.7배나 높인다. 마시더라도 일주일에 1잔 3회 이하로 줄인다.
(1잔 : 맥주는 맥주잔, 소주는 소주잔, 양주는 양주잔)

• 지난 일주일 마신 술의 양은?

8잔 이상   4~7잔   3잔 이하

명 을 연장하는 식사를 하라 : LEAN BODY MASS AND HEALTHY DIET
비만이 되지 않도록 식사량을 조절하고, 채소, 과일, 견과류, 두부, 계란, 생선, 닭가슴살, 우유 또는 두유, 현미밥 등
균형 잡힌 건강한 식사와 물을 충분히 섭취하면서 수면에 문제가 없는 한 차를 마시면 좋다.

• 체중 : (kg) / 책의 마지막 페이지를
  참고해서 비만도를 체크해본다.

	저체중	표준	과체중	비만
BMI	18.5 미만	18.5~23	23 이상	25 이상

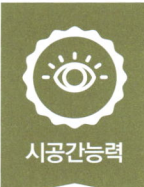

위에서 본 모양

왼쪽에 블록들이 쌓여 있습니다. 블록들을 위에서 내려다 봤을 때 어떻게 생겼을지 생각해 보고, 오른쪽 빈칸에 그 모양대로 색칠해 보세요.

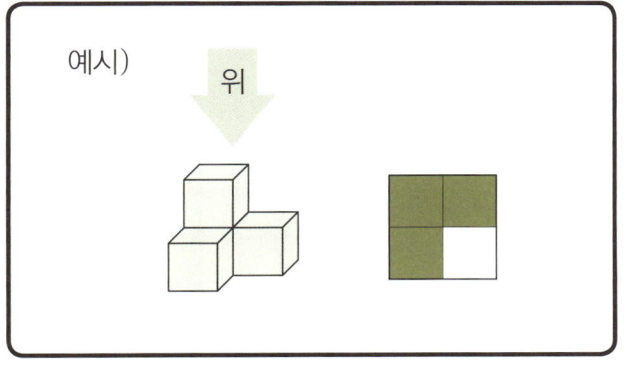

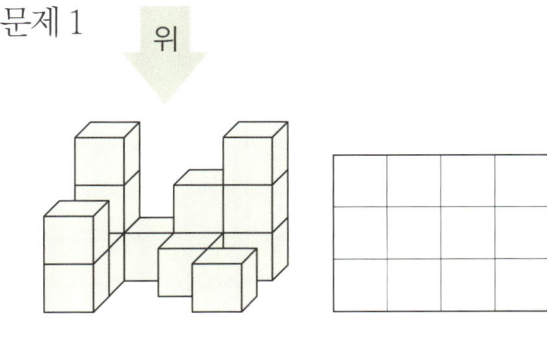

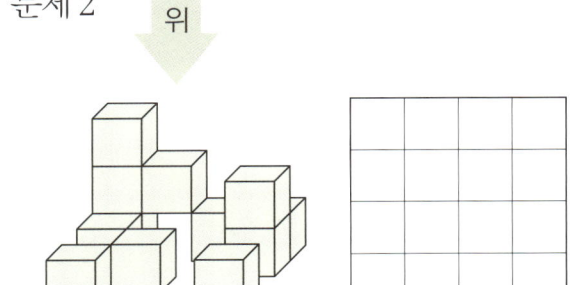

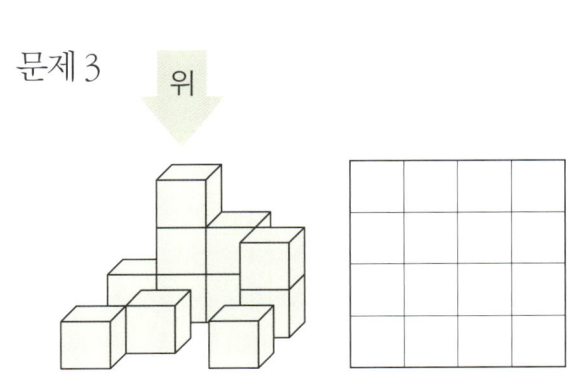

매일의 단어 문제 | 두 글자씩 짝을 지어 단어를 만들어 보세요. (글자는 중복해서 사용해도 됩니다)

목		통	
	수		계
리		소	
	장		술
강		박	달

수박

목요일

뇌美인 에세이

그래도 이것 만큼은 남보다 낫다라고 생각하는 나의 장점을 다섯가지 써보고
이것을 통해 내가 더욱 성장하는 방법을 생각해 보세요.

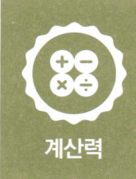

암호 계산

아래 표와 같이 영어글자와 모양마다 숫자가 정해져 있습니다. 영어글자와 모양마다 정해진 숫자를 대입하여 계산해 보세요. 두 개가 연달아 붙어 있으면 두 자리 숫자, 세 개가 연달아 붙어 있으면 세 자리 숫자가 됩니다.

예시) M◇ **+** ♣A =   ♡E■ **−** GM =

98 **+** 41 = 139   256 **−** 79 = 177

1	2	3	4	5	6	7	8	9
A	♡	D	♣	E	■	G	◇	M

1. ♣E + ■◇ − ♡D =

2. MM − DD + AA + E =

3. G♡ + EE + ◇M =

4. AAA − ♣■ + EM =

5. ♡♣ + ED + AG◇ =

6. ♡■■ − D◇ + M G =

7. GEE − D♡ − G♣ + A A =

8. A E M − ♡♣ + G G + DD =

9. ■◇M − ♡A + M M − ■■ =

10. A♡D + ♣E + ◇◇ − G =

11. ♣♣ − ♡G + ♣ E ■ =

12. GMA − AAA + E E + ♡◇ =

매일의 단어 문제 | 다음의 초성으로 만들 수 있는 단어를 20개 이상 적어 보세요.

[ㄴ ㅅ] 농사,

금요일

일주일 정리

이번 한 주 내가 한 일들을 떠올려보세요.
기억력 향상에 많은 도움이 됩니다.

월 : ....

화 : ....

수 : ....

목 : ....

금 : ....

이번 주 만난 사람 :

....

....

....

....

나의 긍정점수

지난 한 주 만난 사람, 주위 사람들을 떠올리고 한 사람씩 평가해 보세요.
그 평가가 바로 당신의 긍정 정도를 말해 줍니다.

대상										
점수 (100점 만점)										

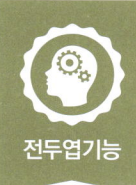

도형 추론

도형을 잘 보고 빈 칸에 들어갈 알맞은 것을 아래 보기에서 찾아 보세요.

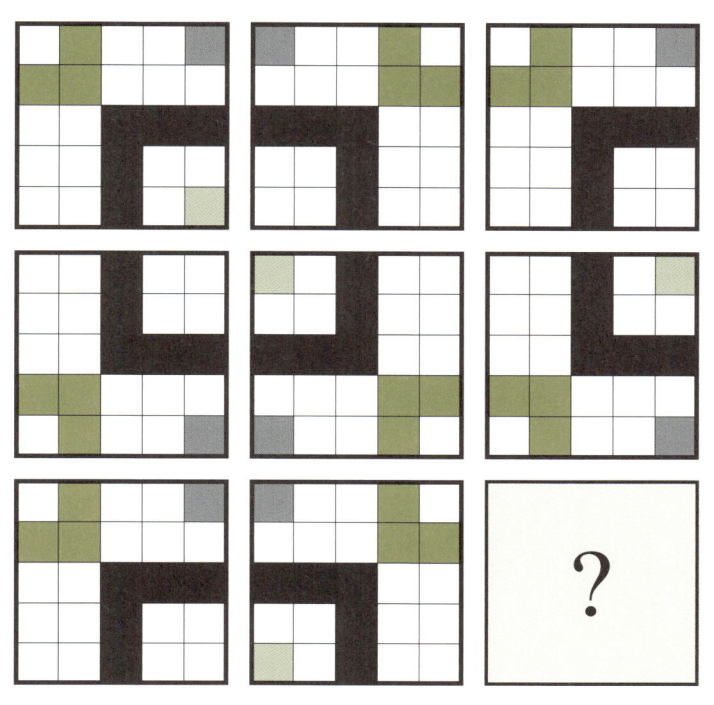

보기 1 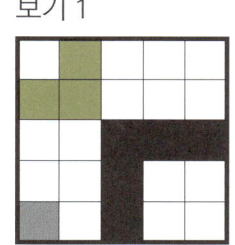 보기 2 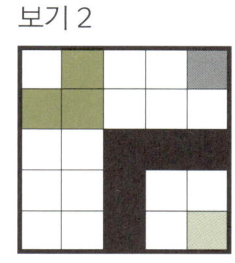 보기 3 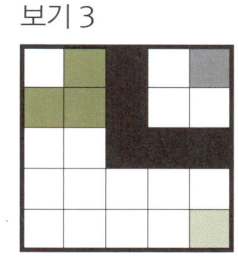 보기 4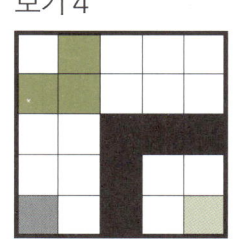

매일의 단어 문제 | 다음 제시된 초성을 보고 과일 이름을 맞혀 보세요.

〈예시〉 ㅂㄴㄴ → 바나나

1. ㅊㅇ

2. ㅂㅅㅇ

3. ㅂㅇㅌㅁㅌ

4. ㅎ ㅅ

5. ㅊ 리

6. ㄷ 리 ㅇ

7. ㅇ ㄹ 지

8. ㅊ ㅎ 향

9. ㅇ 보 ㅋ ㄷ

10. ㅋ ㅋ ㄴ

[정 답]

7주

07-1 [주의집중력 _ 같은 모양 찾기]

å	Đ	Â	ħ	Ø	Õ	Ő	Ħ	Å	Đ
Õ	A	Ő	Ħ	Ő	Ħ	Å	Đ	å	Ö
ħ	H	Ħ	Å	Ø	Ê	Ø	Å	Ô	Λ
Å	Ő	Å	Ő	Ħ	Å	Đ	å	Ő	δ
Đ	Ħ	Đ	Å	Đ	Å	Ô	Ê	Ħ	ħ
Ħ	Å	δ	Å	Đ	Ò	Ħ	Ô	Å	Å
Å	Đ	ħ	Ħ	Ő	Å	Ħ	Đ	Đ	
Ő	Ħ	Å	Đ	Å	Ħ	Ò	Ħ	Å	Đ
Ó	A	Ê	ħ	Đ	Å	Ë	Ø	Ô	Å
Ő	δ	Ő	Å	Ŧ	Đ	Ő	Ħ	Å	Đ
Ħ	Å	Ħ	Đ	Ő	Ħ	Å	Đ	δ	ħ
Å	Ö	Å	Ħ	Đ	Ő	Ô	Ħ	Å	Ő
Đ	Ô	Đ	Å	Ħ	Ħ	Ħ	Å	Ö	Ħ
Λ	Ħ	Ħ	Å	Đ	Å	Λ	Ê	Ø	Å
Ő	Ħ	Å	Đ	Ê	Đ	Ô	Å	Đ	Đ

[매일의 단어 문제]

나귀, 낙관, 난간, 난경, 난관, 난국, 남근, 납기, 낱개, 내각, 내공, 내구, 내국, 내규, 내기, 냉각, 냉기, 널길, 노계, 노고, 노기, 녹각, 논거, 논길, 농가, 농경, 농공, 농구, 농군, 누각, 누계, 눈가, 눈곱, 눈금, 눈길, 능가

등 기타 다른 단어도 있습니다.

07-2 [기억력 _ 숫자 기억]

- 규칙1. 1열 8씩 작아짐 (8의 배수)
- 규칙2. 2열 9씩 작아짐 (9의 배수)
- 규칙3. 3열 10씩 작아짐 (10의 배수)
- 규칙4. 4열 11씩 작아짐 (11의 배수)
- 규칙5. 1행 4씩 커짐
- 규칙6. 2행 3씩 커짐
- 규칙7. 3행 2씩 커짐
- 규칙8. 4행 1씩 커짐

[작은 순서대로 나열]
8-9-10-11-16-18-20-22-24-27-30-32-33-36-40-44

[매일의 단어 문제]

1. 키위
2. 딸기
3. 망고
4. 파파야
5. 한라봉
6. 레몬
7. 블루베리
8. 앵두
9. 포도
10. 파인애플

07-3 [시공간능력 _ 위에서 본 모양]

문제 1 위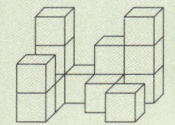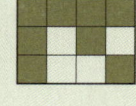

문제 2 위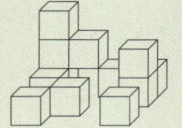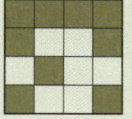

문제 3 위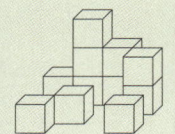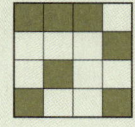

[매일의 단어 문제]

강목, 강박, 강소, 강수, 계리, 계소, 계수, 계장, 목소, 목수, 목장, 목통, 박달, 박리, 박수, 박장, 소강, 소리, 소목, 소박, 소수, 소장, 소통, 수강, 수리, 수박, 수소, 수술, 수장, 술수, 술통, 장강, 장리, 장소, 장수, 통계, 통달, 통리, 통장

등 기타 다른 단어도 있습니다.

07-4 [계산력 _ 암호계산]

1. 45 + 68 − 23 = 90
2. 99 − 33 + 11 + 5 = 82
3. 72 + 55 + 89 = 216
4. 111 − 46 + 59 = 124
5. 24 + 53 + 178 = 255
6. 266 − 38 + 97 = 325
7. 755 − 32 − 74 + 11 = 660
8. 159 − 24 + 77 + 33 = 245
9. 689 − 21 + 99 − 66 = 701
10. 123+45+88−7 = 249
11. 44−27+456 = 473
12. 791−111+55+28 = 763

[매일의 단어 문제]

나사, 나선, 나성, 낙상, 낙서, 낙석, 낙수, 낚시, 난산, 난색, 난선, 난소, 난시, 남산, 남색, 남성, 납세, 내사, 내생, 내세, 내속, 내수, 내습, 내시, 내신, 냄새, 냉소, 냉수, 넉살, 녀석, 노산, 노상, 노선, 노성, 노소, 노쇠, 노숙, 노심, 녹색, 녹수, 논산, 농성, 뇌실, 누설, 누수, 뉴스, 능사, 능선

등 기타 다른 단어도 있습니다.

07-5 [전두엽기능 _ 도형 추론]

보기 2

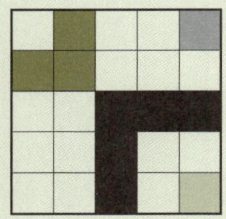

전체 문양은 일정한 패턴으로 이루어져 있습니다. 물음표의 위의 칸과 왼쪽 칸의 문양이 잘 연결되어야 합니다. 옅은 황색 칸은 왼쪽 위 대각선 방향과 오른쪽 위 대각선 방향이 교대로 위치합니다. 물음표 안에 들어갈 옅은 황색 칸은 왼쪽 위 대각선 방향의 차례이므로 검은색 줄 안에 위치해야 합니다. 따라서 정답은 2번입니다.

[매일의 단어 문제]

1. 참외
2. 복숭아
3. 방울토마토
4. 홍시
5. 체리
6. 두리안
7. 오렌지
8. 천혜향
9. 아보카도
10. 코코넛

월요일

일주일 계획

이번 일주일을 생각하며 해야 할 일들을 정리해보세요.

꼭 해야할 일들 :

월 :

화 :

수 :

목 :

금 :

중요한 약속 / 만날 사람 :

재미난 계획 :

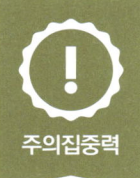

한글 연상

속담의 앞부분만 제시되어 있습니다. 속담의 전체를 머릿속으로 떠올리고, 그 안에 사선이 몇 개 있는지 찾아 보세요. 단, 속담을 종이에 쓰지 마세요. 여기서 말하는 사선은 ㅈ, ㅊ, ㅅ 에 있는 벌어진 선을 말합니다.

예시) 작은 고____ ➔ **작은 고추가 더 맵다** (정답 = 4개)

문제 1. **소 잃고** _____ ➔ (　　개)

문제 2. **빈 수레** _____ ➔ (　　개)

문제 3. **고래 싸움에** _____ ➔ (　　개)

문제 4. **서당 개** _____ ➔ (　　개)

매일의 단어 문제 | 다음의 초성으로 만들 수 있는 단어를 10개 이상 적어 보세요.

[ㄴ ㄷ] 낭독,

뇌美인 칼럼 08

화요일

치매는 유전병일까?

혹자는 말한다. 치매는 생활 습관보다 유전병이 아니냐고, 다분히 유전적인 소인이 작용한다. 60~65세 이전에 발병하는 치매를 초로기 치매라고 하는데, 초로기 치매일수록 유전적인 성향이 강하다. 드라마에 등장하는 환자들처럼 30대에 치매가 발병했다면 유전병일 가능성이 아주 많다.

특히 가족성 알츠하이머병(familial Alzheimer's disease)인 경우 30~40대에 발병한다. 가족성 알츠하이머병을 일으키는 돌연변이는 상염색체 우성 유전을 하므로 세대를 거르지 않고 나타나고, 부모 중 한 사람이 이 병이 있는 경우, 자녀들은 50%에서 동일한 질병이 나타난다. 그러나 다행히 가족성 알츠하이머병은 전체 알츠하이머병의 1%도 되지 않을 정도로 매우 드물다.

그럼 가족성이 아닌 보통 알츠하이머병은 유전적인 요소가 얼마나 작용하나? 어떤 사람은 유전적 요인(선천적 요인)이 20%, 환경적 요인(후천적 요인)이 80% 기여한다고 하지만 여기에 대해서는 논란이 많다. 다만 전체적으로 후천적 요인이 유전적 요인보다 강하고, 특히 늦게 (70~80대에) 발병할수록 더 그렇다는 데에는 이견이 없다. 더구나 혈관치매의 경우에는 알츠하이머병보다 후천적인 영향이 훨씬 더 크다.

[치매는 유전인 경우보다 후천적 요인이 강하고 나이가 들어 발병할 경우는 더 그렇다.
그래서 평소 건강한 뇌관리가 필요한 것이다.]

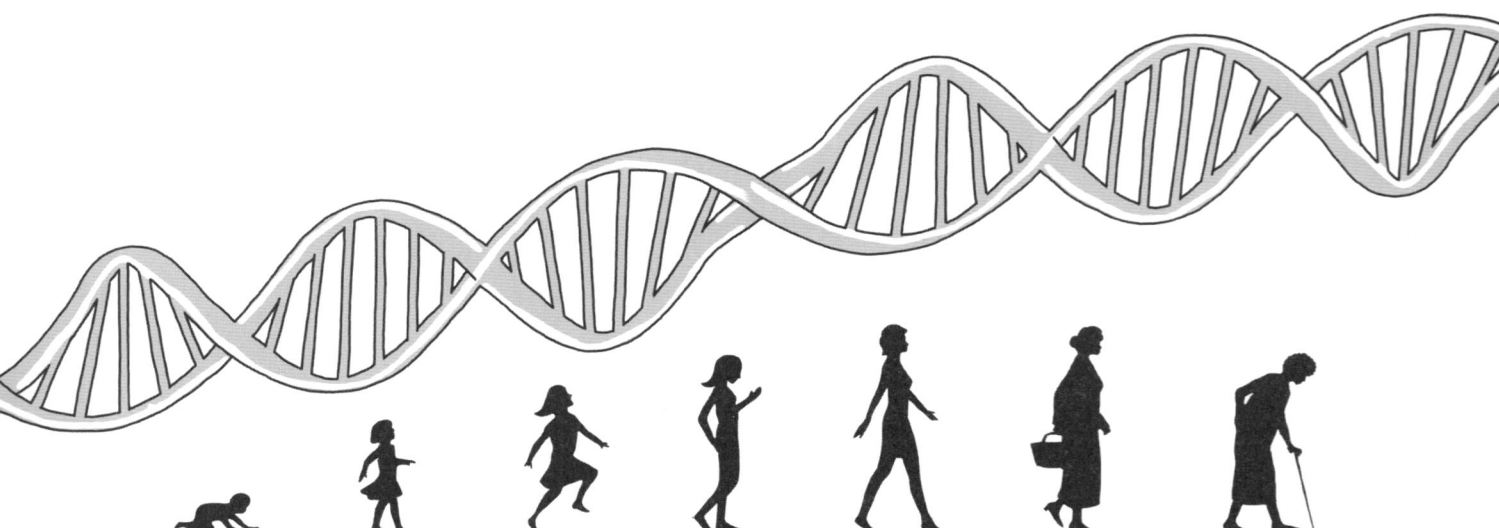

출처 : 위즈덤하우스의 〈뇌美인〉

08-2

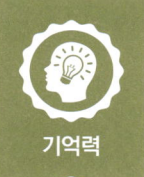

이번 달의 중요한 일정 기억

아래 표 안에 색깔 칸마다 숫자를 기입하여 이번 달 달력을 만들어 보세요.
이번 달의 중요한 일정을 기억하여 해당 날짜 밑에 적어 보세요.

1. 가족 생일이 있다면 며칠이고, 누구의 생일인가요?
2. 정기적인 가족, 친구 모임은 언제인가요?
3. 운동은 일주일에 몇 번, 무슨 요일에 하나요?
4. 노래, 댄스, 악기, 인지훈련 등 정기적으로 하는 활동은 무슨 요일에 하나요?
5. 주말에 있었던 기억에 남는 행사를 적어 보세요.

년   월

일	월	화	수	목	금	토

매일의 단어 문제 | 다음 제시된 초성을 보고 유럽 국가 이름을 맞혀 보세요.

〈예시〉 ㅇㄱ → 영국

1. ㄷㅁㅋ
2. ㅍㄹㄷ
3. ㅂㄱ리ㅇ
4. ㅍㄹㅅ
5. ㄱㄹㅅ
6. ㄷ일
7. ㅇㅅㅌㄹㅇ
8. ㅎㄱ리
9. ㅋ로ㅇㅌㅇ
10. ㅂㄱ에

수요일

최근 일주일 '뇌미인' 활동 (진인사 대천명 / PASCAL)

진 땀나게 운동하고 : PHYSICAL ACTIVITY
약간 숨이 찰 정도로 일주일에 3번 이상 유산소 운동(걷기, 달리기, 수영, 자전거 타기 등)을 한다.
추가로 근력운동, 스트레칭, 요가를 하면 더 좋다.

• 지난 일주일 간 평균 운동횟수는?

안했다   1~2번   3번 이상

인 정사정없이 담배 끊고 : ANTI-SMOKING
담배를 피우면 피가 끈적끈적 해져서 뇌혈관이 잘 막힘. 절대 피우지 말아야 함!

• 지난 일주일 담배 피운 횟수는?

하루 10개피 이상   하루 10개피 이하   전혀 피우지 않았다

사 회활동과 긍정적인 사고를 많이 하고 : SOCIAL ACTIVITY
마음에 맞는 사람들과 자주 만나고 대화하며, 지역사회의 다양한 사회활동에 참여한다.

• 지난 일주일 간 사람들과 만난 횟수는?

전혀 안 만났다   1~2번   3번 이상

대 뇌 활동을 적극적으로 하고 : COGNITIVE ACTIVITY
말하기, 글쓰기, 토론하기, 발표하기, 독서하기, 새로운 것 배우기(외국어, 스마트폰 사용법),
강의듣기 등 적극적으로 머리쓰는 활동을 한다.

• 하루 평균 독서 및 공부한 시간은?

전혀 안 했다   30분 이상   60분 이상

천 박하게 술 마시지 말고 : ALCOHOL IN MODERATION
과음과 폭음은 인지장애에 걸릴 확률을 1.7배나 높이다. 마시더라도 일주일에 1잔 3회 이하로 줄인다.
(1잔 : 맥주는 맥주잔, 소주는 소주잔, 양주는 양주잔)

• 지난 일주일 마신 술의 양은?

8잔 이상   4~7잔   3잔 이하

명 을 연장하는 식사를 하라 : LEAN BODY MASS AND HEALTHY DIET
비만이 되지 않도록 식사량을 조절하고, 채소, 과일, 견과류, 두부, 계란, 생선, 닭가슴살, 우유 또는 두유, 현미밥 등
균형 잡힌 건강한 식사와 물을 충분히 섭취하면서 수면에 문제가 없는 한 차를 마시면 좋다.

• 체중 : (kg) / 책의 마지막 페이지를
  참고해서 비만도를 체크해본다.

저체중   표준   과체중   비만
BMI   18.5 미만   18.5~23   23 이상   25 이상

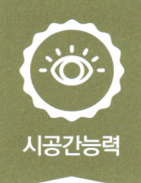

시공간능력

칠교 놀이

보기에 제시된 모양이 아래 큰 그림 속에 몇 개 숨어 있는지 찾아 보세요.
그림 안에 선을 그어가면서 세어 보세요.

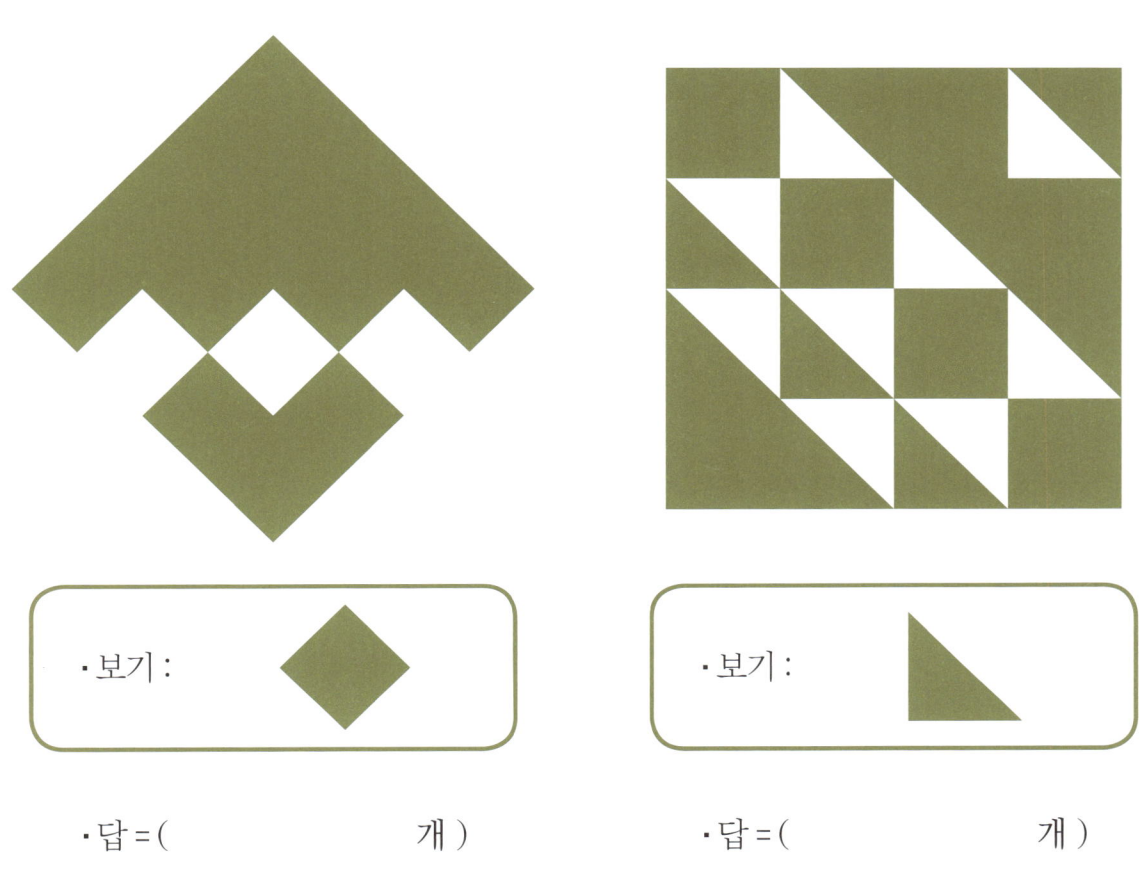

· 보기:

· 보기:

· 답 = (개)

· 답 = (개)

매일의 단어 문제 | 두 글자씩 짝을 지어 단어를 만들어 보세요. (글자는 중복해서 사용해도 됩니다)

참	항	철
조	리	
	소	변
		명
야	경	외

조명
_____
_____
_____
_____
_____

목요일

뇌美인 에세이

그것만 생각하면 가슴이 두근거릴 정도로 하고 싶은 것은 무엇인가요?

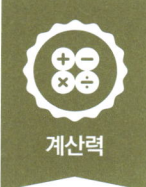

가게 계산

마트에서 아래의 물건을 모두 사려고 합니다.
계산기를 사용하지 말고 계산하여 아래 문제들의 답을 적어 보세요.

사야 할 물건	A 마트	B 마트	C 마트
섬유유연제	7,900원	12,000원	10,500원
제습기	85,900원	80,300원	77,700원
바디로션	8,900원	5,000원	9,000원
냄비	55,000원	43,000원	45,000원
골드키위	13,900원	15,500원	15,000원
유기농 우유	10,000원	7,700원	12,000원
닭가슴살4kg	32,900원	25,000원	33,000원
옥수수30개	16,500원	22,000원	18,800원
복숭아	9,500원	8,000원	10,700원
은갈치	19,800원	21,000원	25,200원

* 물건 가격은 실제 물가와 무관합니다.

1. 어느 마트에서 사는 것이 가장 쌀까요?

2. B 마트에서는 할인을 받을 수 없으나, A마트에서는 총 금액의 5%를 할인 받을 수 있고, C마트에서는 총 금액에서 만원당 800원씩 할인을 받을 수 있습니다. 어느 마트에서 물건을 사는 것이 가장 저렴 할까요?

매일의 단어 문제 | 다음의 초성으로 만들 수 있는 단어를 20개 이상 적어 보세요.

[ㄴㅇ] 노인,

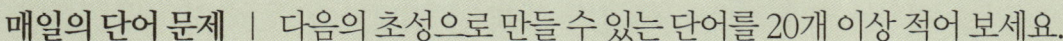

금요일

일주일 정리

이번 한 주 내가 한 일들을 떠올려보세요.
기억력 향상에 많은 도움이 됩니다.

월 :
화 :
수 :
목 :
금 :

이번 주 만난 사람 :

나의 긍정점수

지난 한 주 만난 사람, 주위 사람들을 떠올리고 한 사람씩 평가해 보세요.
그 평가가 바로 당신의 긍정 정도를 말해 줍니다.

대상

점수
(100점 만점)

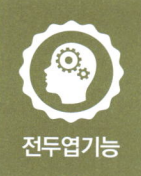

동전금액 맞추기

지갑에 10원, 50원, 100원 짜리 동전들이 가득합니다. 다음의 조건에 맞춰 각 동전이 몇 개씩 필요한지 맞혀 보세요 동전의 개수와 총 금액이 모두 맞아야 합니다. 그리고 각각의 동전은 한 개 이상씩 사용해야 합니다.

예) 동전 11개로 640원 만들기
10원 x 4개 = 40원
50원 x 2개 = 100원
100원 x 5개 = 500원
11개 / 640원

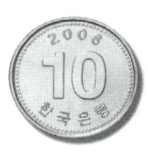
4개

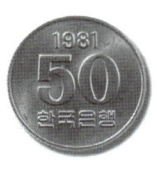
2개

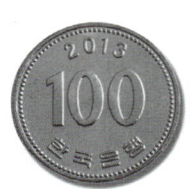
5개

1. 동전 14개로 750원 만들기

2. 동전 15개로 720원 만들기

3. 동전 10개로 570원 만들기

4. 동전 13개로 790원 만들기

5. 동전 14개로 930원 만들기

6. 동전 15개로 800원 만들기

매일의 단어 문제 | 다음 제시된 초성을 보고 유럽 국가 이름을 맞혀 보세요.

〈예시〉 ㅇㄱ → 영국

1. ㄴㄹ웨ㅇ
2. ㅁ타
3. ㅁㅋ도ㄴㅇ
4. ㅁㄴㅋ
5. ㅅㅍ인
6. ㅅㅇㄷ
7. ㅅㅇㅅ
8. ㅇㅋㄹㅇㄴ
9. ㄴㄷㄹㄷ
10. ㄹㅁㄴㅇ

8주

[정답]

08-1 [주의집중력 _ 한글 연상]

1. 소 잃고 외양간 고친다 ➡ (4개)

2. 빈 수레가 요란하다 ➡ (2개)

3. 고래 싸움에 새우등 터진다 ➡ (8개)

4. 서당 개 삼 년이면 풍월을 읊는다 ➡ (4개)

[매일의 단어 문제]

낙도, 난독, 난동, 남도, 남동, 납득, 낫등, 낭도, 냉담, 냉대, 냉동, 년도, 노동, 녹두, 논독, 농담, 농도, 눈독, 늑대

등 기타 다른 단어도 있습니다.

08-2 [기억력 _ 이번 달의 중요한 일정 기억]

(개인 일정에 따른 것이므로 정답은 따로 없습니다.)

[매일의 단어 문제]

1. 덴마크
2. 핀란드
3. 불가리아
4. 프랑스
5. 그리스
6. 독일
7. 오스트리아
8. 헝가리
9 크로아티아
10. 벨기에

08-3 [시공간능력 _ 칠교 놀이]

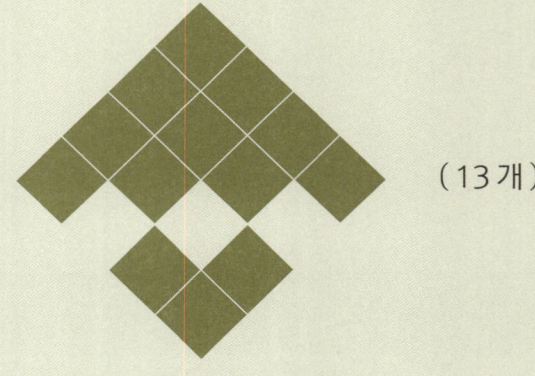

(13개)

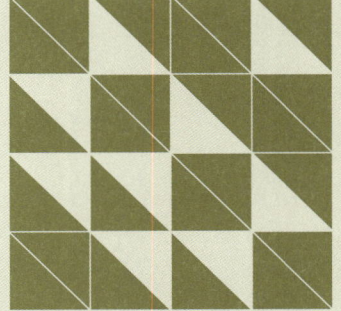

(23개)

[매일의 단어 문제]

경리, 경변, 경소, 경외, 경조, 명경, 명리, 명변, 명소, 명야, 명조, 변경, 변리, 변소, 변조, 소경, 소리, 소명, 소변, 소외, 야경, 야외, 야참, 외경, 외변, 외조, 외항, 조경, 조리, 조명, 조소, 조참, 조항, 참변, 참소, 참외, 참조, 철경, 철리, 철명, 철소, 철야, 철조, 항변, 항소, 항조

등 기타 다른 단어도 있습니다.

08-4 [계산력 _ 가게계산]

1. (답 : B마트)
   - A마트(260,300원)
   - B마트(239,500원)
   - C마트(256,900원)

2. (답 : C마트)
   - A마트: 260,300원 - (260,300원X0.05=13,015원)=247,285원
   - B마트 : 할인 받지 못함= 239,500원
   - C마트: 256,900원 - (800원X25번=20,000원)=236,900원

[매일의 단어 문제]

나약, 나이, 낙안, 낙양, 낙엽, 낙오, 낙원, 낙인, 난임, 난입, 남악, 남용, 납입, 낭인, 내역, 내연, 내왕, 내외, 내용, 내음, 내의, 내일, 냉이, 너울, 널안, 넓이, 노안, 노약, 노양, 노염, 노예, 노을, 녹용, 녹원, 녹음, 논어, 논의, 놀이, 농악, 농약, 농양, 농어, 농염, 농요, 높이, 뇌염, 누에, 누이, 눈알

등 기타 다른 단어도 있습니다.

08-5 [전두엽기능 _ 동전금액 맞추기]

		10원	50원	100원
1	14개 750원	5개(50원)	4개(200원)	5개(500원)
2	15개 720원	7개(70원)	3개(150원)	5개(500원)
3	10개 570원	2개(20원)	5개(250원)	3개(300원)
4	13개 790원	4개(40원)	3개(150원)	6개(600원)
5	14개 930원	3개(30원)	4개(200원)	7개(700원)
6	15개 800원	5개(50원)	5개(250원)	5개(500원)

[매일의 단어 문제]

1. 노르웨이
2. 몰타
3. 마케도니아
4. 모나코
5. 스페인
6. 스웨덴
7. 스위스
8. 우크라이나
9. 네덜란드
10. 루마니아

월요일

일주일 계획

이번 일주일을 생각하며 해야 할 일들을 정리해보세요.

꼭 해야할 일들 :

월 :

화 :

수 :

목 :

금 :

중요한 약속 / 만날 사람 :

재미난 계획 :

배수 연결

7의 배수를 찾아 색칠해 보세요. 색칠한 것을 연결 했을 때 어떤 숫자가 나오는지 맞혀 보세요.
(7의 배수는 7로 나누었을 때 딱 떨어지는 숫자를 말합니다)

159	195	178	59	17	155	24	27	163	43	18
184	66	172	33	194	50	64	152	187	22	177
85	84	224	168	98	99	77	175	203	21	181
167	280	191	170	55	146	413	103	47	111	373
279	245	148	183	179	292	252	167	118	193	173
100	119	147	315	441	180	126	266	112	154	185
166	420	153	43	392	115	294	83	113	371	164
120	273	44	186	42	181	14	15	145	238	156
162	161	121	29	133	13	399	156	190	140	57
174	105	196	28	210	157	182	91	49	56	58
52	109	45	192	151	38	106	92	89	117	81
158	149	176	106	101	11	16	169	171	165	160

매일의 단어문제 | 다음의 초성으로 만들 수 있는 단어를 20개 이상 적어 보세요.

[ㄷ ㄷ] 대답,

뇌美인 칼럼 09

화요일

치매는 습관병이다

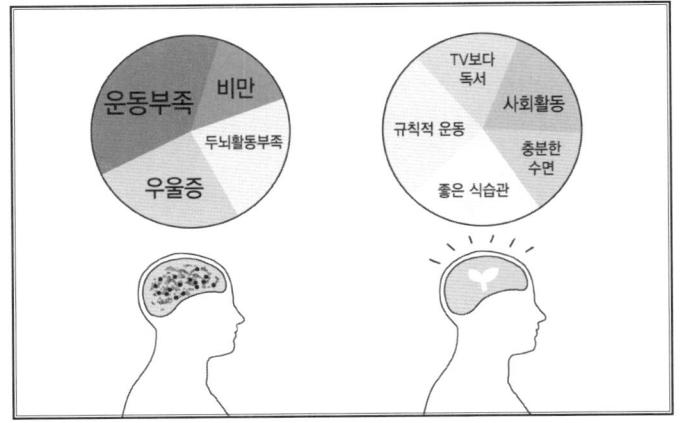

치매에는 크게 알츠하이머형 치매와 혈관치매 두 가지가 있다. 알츠하이머병과 혈관치매의 위험 요소를 모두 열거한다면 잘못된 식습관, 영양부족, 운동 부족, 비만, 담배, 술, 당뇨, 고혈압, 심장병, 고지혈증, 만성 스트레스, 화병, 우울증, 사회활동부족, 수면부족, 수면무호흡증, 저학력, 두뇌활동부족, TV시청, 반복되는 뇌외상 등이다. 몇 개를 제외하고는 모두 일상에서 반복하는 행동들이다. 그리고 얼마든지 바꿀 수 있다. 그러나 실제로는 사람들의 행동, 성격, 습관을 바꾸는 것은 정말 힘들다. 왜 힘들까? 행동, 성격, 습관은 결국 뇌의 작용인데, 만약 뇌를 쉽게 바꿀 수 있다면 이 세상에는 큰 혼란이 온다. 내가 타인과 사회적 관계를 유지하는 이유는 내가 주위 사람들의 행동, 성격, 습관을 기억하고 있고 거기에 맞추어서 행동하기 때문이다. 그런데 그 사람들의 뇌가 하룻밤 사이 바뀌어서 전혀 다른 행동을 하고 다른 성격의 소유자가 된다면 큰 혼란을 겪을 수 밖에 없다. 이를 방지하기 위해 조물주가 쉽게 변하지 않도록 만들어놓은 것이다.

그럼 뇌는 전혀 바뀌지 않는가? 앞서 뇌에 알통이 생긴다고 하지 않았던가? 분명히 바뀔 수 있지만 꾸준히 노력할 때 서서히 바뀌도록 조물주가 만들어놓았다. 또, 바뀌기는 하나 뇌 일부가 바뀌는 것이지, 뇌 전체가 갑자기 바뀌는 것이 아니다. 마치 얼굴이 한 번에 바뀌지는 않지만 관리를 하면 서서히 예뻐지는 것과 같이 뇌도 관리가 가능하다.

"치매는 습관병이다"라고 하면 대부분 사람들은 "의사들이 하는 얘기는 뻔하다. 약은 주지 않고, 고리타분한 얘기만 한다" 며 귀담아 듣지 않는다. 또는 습관을 고치지 않아도 된다며 경시한다. 하지만 이는 잘못된 생각이다. 처음 습관은 안이한 판단으로 길들여지지만, 점점 고착화된다. 게다가 시간이 갈수록 고착화된 습관에서 벗어나는 일은 노동이 되어버린다. 일상의 작은 습관이 큰 차이를 만든다.

[뇌미인의 적, 치매는 생활습관병이다. 좋은 습관은 뇌미인을 만들고 나쁜 습관은 치매를 만든다.]

출처 : 위즈덤하우스의 〈뇌美인〉

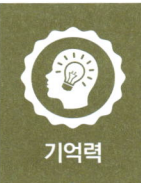

글자 위치 기억

표 안에는 나라이름이 있습니다. 나라 이름을 찾아 동그라미 표시하고, 이름과 위치를 기억해 보세요.
왼쪽 표를 가리고 기억한 것을 오른쪽 표에 작성해 보세요.

그	리	스
스	캐	케
웨	나	냐
덴	다	태
터	키	국

		스
	캐	
웨		
터		국

기억해 볼까요? 위의 두표를 가리고 기억한 나라 이름을 찾아 동그라미 표시해 보세요.

스위스, 스페인, 그리스, 덴마크, 스웨덴, 가나, 미국, 캐나다, 싱가포르, 체코, 칠레, 케냐, 일본, 중국, 터키, 이집트, 미얀마, 태국

매일의 단어 문제 | 아래 제시된 초성을 보고 가곡 제목을 맞혀 보세요.

〈예시〉 ㄱㄱㅍ → 가고파

1. ㄱㄹ운 ㄱㄱㅅ
2. ㅍㄹ새
3. ㅅㄱ의 ㄴㄹ
4. ㄷㅁㅅ 강
5. ㄱㄱㅇ ㅅㅇㄹ랏ㄷ
6. 남ㅊ
7. ㄷㄹ지ㄱ
8. ㅂ이ㅇㅁ
9. ㅂ숭ㅇ
10. ㅅㅌ령

수요일

최근 일주일 '뇌미인' 활동 (진인사 대천명 / PASCAL)

진땀나게 운동하고 : PHYSICAL ACTIVITY
약간 숨이 찰 정도로 일주일에 3번 이상 유산소 운동(걷기, 달리기, 수영, 자전거 타기 등)을 한다.
추가로 근력운동, 스트레칭, 요가를 하면 더 좋다.

• 지난 일주일 간 평균 운동횟수는?

안했다   1~2번   3번 이상

인정사정없이 담배 끊고 : ANTI-SMOKING
담배를 피우면 피가 끈적끈적 해져서 뇌혈관이 잘 막힘. 절대 피우지 말아야 함!

• 지난 일주일 담배 피운 횟수는?

하루 10개피 이상   하루 10개피 이하   전혀 피우지 않았다

사회활동과 긍정적인 사고를 많이 하고 : SOCIAL ACTIVITY
마음에 맞는 사람들과 자주 만나고 대화하며, 지역사회의 다양한 사회활동에 참여한다.

• 지난 일주일 간 사람들과 만난 횟수는?

전혀 안 만났다   1~2번   3번 이상

대뇌 활동을 적극적으로 하고 : COGNITIVE ACTIVITY
말하기, 글쓰기, 토론하기, 발표하기, 독서하기, 새로운 것 배우기(외국어, 스마트폰 사용법),
강의듣기 등 적극적으로 머리쓰는 활동을 한다.

• 하루 평균 독서 및 공부한 시간은?

전혀 안 했다   30분 이상   60분 이상

천박하게 술 마시지 말고 : ALCOHOL IN MODERATION
과음과 폭음은 인지장애에 걸릴 확률을 1.7배나 높인다. 마시더라도 일주일에 1잔 3회 이하로 줄인다.
(1잔 : 맥주는 맥주잔, 소주는 소주잔, 양주는 양주잔)

• 지난 일주일 마신 술의 양은?

8잔 이상   4~7잔   3잔 이하

명을 연장하는 식사를 하라 : LEAN BODY MASS AND HEALTHY DIET
비만이 되지 않도록 식사량을 조절하고, 채소, 과일, 견과류, 두부, 계란, 생선, 닭가슴살, 우유 또는 두유, 현미밥 등
균형 잡힌 건강한 식사와 물을 충분히 섭취하면서 수면에 문제가 없는 한 차를 마시면 좋다.

• 체중 : (kg) / 책의 마지막 페이지를
  참고해서 비만도를 체크해본다.

저체중   표준   과체중   비만
BMI 18.5 미만   18.5~23   23 이상   25 이상

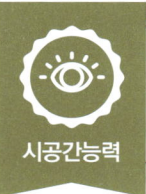

글자 회전

뇌미인이 지켜야 할 인지건강 수칙 '진인사대천명'입니다.
예시와 같이 글자를 180도로 회전하여 적어 보세요. 내 앞에 사람이 앉아 있다 생각하고, 앞사람이 봤을 때 올바른 방향의 글자가 되도록 상상하면서 글자를 적어 보세요. 단, 종이를 돌리면 안됩니다.

진인사대천명 +3고(Go)	→ 거꾸로 쓰기 →	(oƃ)ㄷɛ+ 岛쟌н서ㅇ민ㄷ

진땀 나게 운동하고

인정사정 없이 담배 끊고

사회활동과 긍정적인 사고

대뇌활동

천박하게 술 마시지 말고

명을 연장하는 식사를 하자

고혈압, 고혈당, 고지혈증을 조절하자

매일의 단어 문제 | 두 글자씩 짝을 지어 단어를 만들어 보세요. (글자는 중복해서 사용해도 됩니다)

```
원      물
화   말      조
    천       전
양      개
  징      단   목
```

화목

목요일

뇌美인 에세이

돈과 체력의 문제가 해결된다면 꼭 하고 싶은 일은 무엇입니까?

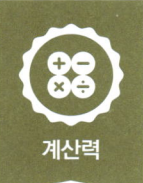

숫자 계산

41 ~ 49 까지의 숫자를 한 번씩만 사용하여 아래의 식을 완성해 보세요.
가로줄과 세로줄에 제시되어 있는 숫자의 합이 모두 맞아야 합니다.

{ 41 , 42 , 43 , 44 , 45 , 46 , 47 , 48 , 49 }

41	+	☐	+	☐	=	**135**
+		+		+		
☐	+	☐	+	47	=	**141**
+		+		+		
☐	+	44	+	☐	=	**129**
=		=		=		
130		**141**		**134**		

매일의 단어 문제 | 다음의 초성으로 만들 수 있는 단어를 20개 이상 적어 보세요.

[ㄷㅇ] 단어,

금요일

일주일 정리

이번 한 주 내가 한 일들을 떠올려보세요.
기억력 향상에 많은 도움이 됩니다.

월 : ....

화 : ....

수 : ....

목 : ....

금 : ....

이번 주 만난 사람 :

....

....

....

....

나의 긍정점수

지난 한 주 만난 사람, 주위 사람들을 떠올리고 한 사람씩 평가해 보세요.
그 평가가 바로 당신의 긍정 정도를 말해 줍니다.

대상										
점수 (100점 만점)										

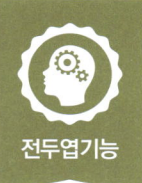

스도쿠

〈가로 줄〉, 〈세로 줄〉, 〈작은 9칸의 네모〉 안에 1~9의 숫자를 중복되지 않게 한 번씩 채워 넣으세요.
빈칸이 적은 줄부터 시작해 보세요.

3						1		2
	1			3	6	4		9
5	9		2	1	7			
	8	3	7			9	2	6
9			3					
		7	8	9	1			4
4			9			3		7
		2	6		4	8	9	
8	6		1		3			

매일의 단어 문제 | 아래 제시된 초성을 보고 가곡 제목을 맞혀 보세요.

〈예시〉 ㄱㄱㅍ → 가고파

1. ㅅㅅ화
2. ㅈ장ㄱ
3. ㅈㄷ래ㄲ
4. ㅊㅅㄹㅂ계ㅅㅇ
5. ㅂㄹ밭

6. ㄷㄱ화
7. ㄴㅁㅋ는ㅊㄴ
8. ㅎㅁ의ㄴㄹ
9. ㄱㄹ워
10. ㅅㄱ자

[정답]

9주

09-1 [주의집중력 _ 배수 연결]

159	195	178	59	17	155	24	27	163	43	18
184	66	172	33	194	50	64	152	187	22	177
85	84	224	168	98	99	77	175	203	21	181
167	280	191	170	55	146	413	103	47	111	373
279	245	148	183	179	292	252	167	118	193	173
100	119	147	315	441	180	126	266	112	154	185
166	420	153	43	392	115	294	83	113	371	164
120	273	44	186	42	181	14	15	145	238	156
162	161	121	29	133	13	399	156	190	140	57
174	105	196	28	210	157	182	91	49	56	58
52	109	45	192	151	38	106	92	89	117	81
158	149	176	106	101	11	16	169	171	165	160

[매일의 단어 문제]

닭달, 단독, 단돈, 당대, 당도, 대담, 대도, 대동, 대두, 더덕, 덕담, 도달, 도당, 도둑, 독단, 독대, 돈대, 동단, 돛대, 둔덕, 뒷담, 득도, 등단, 등대

등 기타 다른 단어도 있습니다.

09-2 [기억력 _ 글자 위치 기억]

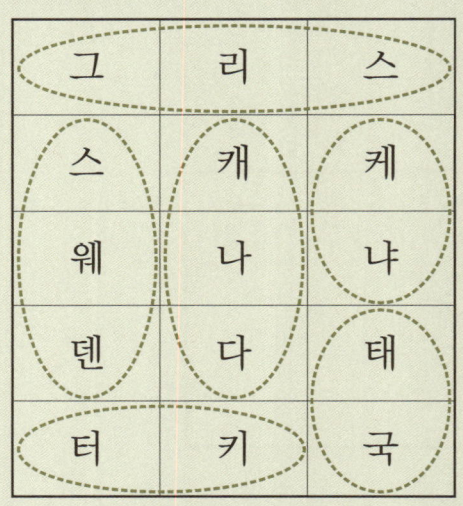

스위스, 스페인, 그리스(O),
덴마크, 스웨덴(O),
가나, 미국, 캐나다(O),
싱가포르, 체코, 칠레, 케냐(O),
일본, 중국, 터키(O),
이집트, 미얀마, 태국(O)

[매일의 단어 문제]

1. 그리운 금강산
2. 파랑새
3. 사공의 노래
4. 동무생각
5. 금강에 살으리 랏다
6. 남촌
7. 도라지 꽃
8. 봄이오면
9. 봉숭아
10. 새타령

09-3 [시공간능력 _ 글자회전]

진짬 나게 운동하고

인정사정 없이 담배 끊고

사회활동과 긍정적인 사고

대뇌활동

천박하게 술 마시지 말고

명을 연장하는 식사를 하자

고혈압, 고혈당, 고지혈증을 조절하자

[매일의 단어 문제]

단원, 단전, 단조, 단화, 말단, 말조, 목조, 목화, 물개, 양단, 양말, 양목, 양조, 원단, 원목, 원전, 원조, 원천, 원화, 전개, 전단, 전말, 전원, 조개, 조물, 조원, 징조, 징천, 천개, 화단, 화목, 화물, 화원

등 기타 다른 단어도 있습니다.

09-4 [계산력 _ 숫자 계산]

41	+	49	+	45	=	135
+		+		+		
46	+	48	+	47	=	141
+		+		+		
43	+	44	+	42	=	129
=		=		=		
130		141		134		

[매일의 단어 문제]

다음, 단언, 단역, 단열, 단오, 단원, 단위, 단일, 달인, 담요, 담임, 답안, 당원, 당의, 당일, 대안, 대야, 대양, 대어, 대업, 대여, 대역, 대열, 대왕, 대외, 대용, 대우, 대원, 대위, 대응, 대의, 대인, 대입, 도약, 도용, 도움, 도읍, 도인, 도입, 독일, 돌입, 동안, 동양, 동어, 동요, 동원, 동위, 동의, 동일, 등유

등 기타 다른 단어도 있습니다.

09-5 [전두엽기능 _ 스도쿠]

3	7	6	4	8	9	1	5	2
2	1	8	5	3	6	4	7	9
5	9	4	2	1	7	6	8	3
1	8	3	7	4	5	9	2	6
9	4	5	3	6	2	7	1	8
6	2	7	8	9	1	5	3	4
4	5	1	9	2	8	3	6	7
7	3	2	6	5	4	8	9	1
8	6	9	1	7	3	2	4	5

[매일의 단어 문제]

1. 수선화
2. 자장가
3. 진달래꽃
4. 청산리벽계수야
5. 보리밭
6. 들국화
7. 나물 캐는 처녀
8. 희망의 노래
9. 그리워
10. 선구자

월요일

일주일 계획

이번 일주일을 생각하며 해야 할 일들을 정리해보세요.

꼭 해야할 일들 :

월 :

화 :

수 :

목 :

금 :

중요한 약속 / 만날 사람 :

재미난 계획 :

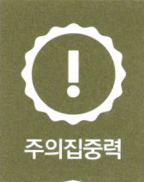

글자 찾기

글자판에서 글자 '굶'을 모두 찾아 색칠해 보세요. 글자 '굶'을 연결했을 때 어떤 글자가 나오는지 맞혀 보세요.

궜	곪	곱	곬	곳	곧	굶	굶	괏	궁	굶	굴	굻	굶	군
국	굶	굶	굶	굶	굴	굻	굶	굶	굶	굶	굶	굶	궤	곱
곪	궜	굶	굶	굻	굶	군	굶	굶	굶	굶	굶	굶	굶	국
곳	군	궜	굶	굶	굶	굶	굶	굶	궜	궤	굶	굶	굶	곪
국	곬	굶	굶	굶	곬	굶	굶	굶	굶	굶	굶	궤	곳
굶	굶	굶	굶	굶	굶	굶	굶	굶	굶	굶	굶	굴	곪
굶	군	곳	곧	굶	굶	군	굻	굶	궤	굶	굶	굶	군
곪	굻	굶	굴	굻	굶	군	굶	국	군	군	굻	굶	군	굻
굶	굶	궜	굶	굶	굶	굶	굶	굶	굶	굶	굶	군	곪	굶
궜	곬	굶	굶	곬	곧	굶	궜	굶	굶	곧	굶	굶	곧	굶
굶	굶	굶	국	굻	굶	군	굶	굶	굴	곪	굶	굴	궜	곪
굴	곪	궜	곪	굶	굶	곳	굶	굶	굶	국	굶	굶	곪	굶
곪	곪	곱	곳	곧	굴	굻	굻	굶	괏	궁	굻	군	굶	궜

매일의 단어 문제 | 다음의 초성으로 만들 수 있는 단어를 20개 이상 적어 보세요.

[ㄷ ㅁ] 동물,

화요일

뇌美인 칼럼 10

치매를 일으키는 뇌의 변화는 젊어서부터 시작된다

여러분이 치매하면 가장 먼저 떠올리는 질병이 알츠하이머병이다. 드라마 '천일의 약속', 영화 '내 머릿속의 지우개'에서 여주인공이 기억을 점점 잃어가던 바로 그 병이다. 그러나 드라마처럼 20~30대가 이 질환에 걸릴 확률은 지극히 낮다. 단 예외가 있다. 가족성 알츠하이머병에 걸렸을 경우이다. 가족성 알츠하이머병은 세대를 거르지 않고 강하게 유전되는 드문 치매다. 환자의 형제자매, 자녀들에게 유전자 검사를 해 양성인 경우, 그 사람이 알츠하이머병에 걸릴 확률이 100%다. 안타까운 것은 50대 이전, 심지어 20~30대에 발병한다는 점이다.

알츠하이머병은 뇌 속에 아밀로이드라는 잘못된 단백질이 쌓이는 병인데 가족성이 아닌 경우 증상이 시작하는 평균 나이는 대략 70~75세경이다. 그렇다면 몇 세부터 뇌 속에 아밀로이드가 침착하기 시작할까? 2008년도에 발족한 DIAN (Dominantly Inherited Alzheimer Network, www.dianinfo.org) 연구는 미국, 영국, 호주의 가족성 알츠하이머병을 대상으로 수행하는 연구다. 이 연구는 유전자는 가지고 있으나 아직 증상이 발현되지 않은 유전자 보유자와 유전자를 가지지 않은 형제자매를 비교 추적하는 연구다. 이들을 대상으로 뇌척수액검사를 한 결과 놀랍게도 유전자 보유자들은 증상 발현 25년 전부터 이미 뇌척수액에 변화가 있었다. 유전자 보유자들의 가족력을 통해 보유자들이 언제 증상이 나타나는지를 정확하게 예측할 수 있는데, 증상 발현 25년 전에 뇌척수액의 아밀로이드 농도에 변화가 있었다는 말은, 아밀로이드 침착이 증상 발현 25년 전에 이미 침착하기 시작했다는 것을 의미한다. 앞서, 알츠하이머병의 증상이 시작되는 평균 나이가 대략 70~75세라고 했는데, 보통 알츠하이머병이 가족성 알츠하이머병과 동일한 과정을 밟는다면, 평균 50세부터 이미 뇌속에 아밀로이드가 쌓이기 시작한다고 생각하면 된다.

그럼 알츠하이머병과 더불어 치매의 양대 산맥이라고 불리는 혈관치매는 어떤가? 혈관치매는 혈관 안쪽에 기름 같은 찌꺼기가 끼어 (동맥경화증), 뇌혈관이 막히고 이로 인해 뇌세포가 죽기 때문에 생기는 치매다. 연구에 따르면 동맥경화증은 이미 20대에 시작된다. 결론적으로 뇌의 치매성 변화는 일생을 통해 서서히 일어난다고 해도 과언이 아니다. 알츠하이머병만 고려하더라도 적어도 40~50대부터 생활 습관을 바꾸어야 한다. 혈관성 변화를 고려한다면 20~30대부터 신경을 써야 한다.

[치매의 큰 원인인 아밀로이드 침착은 40,50대에 동맥경화증은 20대에 시작된다.
생활습관을 바꾸는 뇌관리는 빠르면 빠를수록 좋다.]

출처 : 위즈덤하우스의 〈뇌美인〉

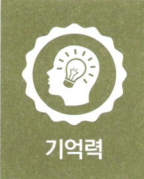

짝꿍 단어 기억

세 개씩 묶어진 단어를 쉽게 기억하기 위해 이야기를 만들어서 외워 보세요.

왼쪽 내용을 종이로 가리고, 빈칸에 들어갈 알맞은 단어의 짝을 찾아 적어 보세요.

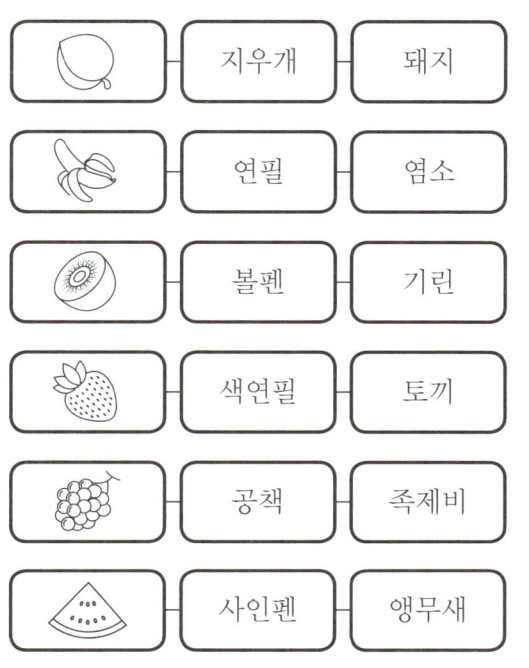

예시) 분홍색 색연필로 복숭아를 그리려다 지우개로 지우고 돼지를 그렸다.

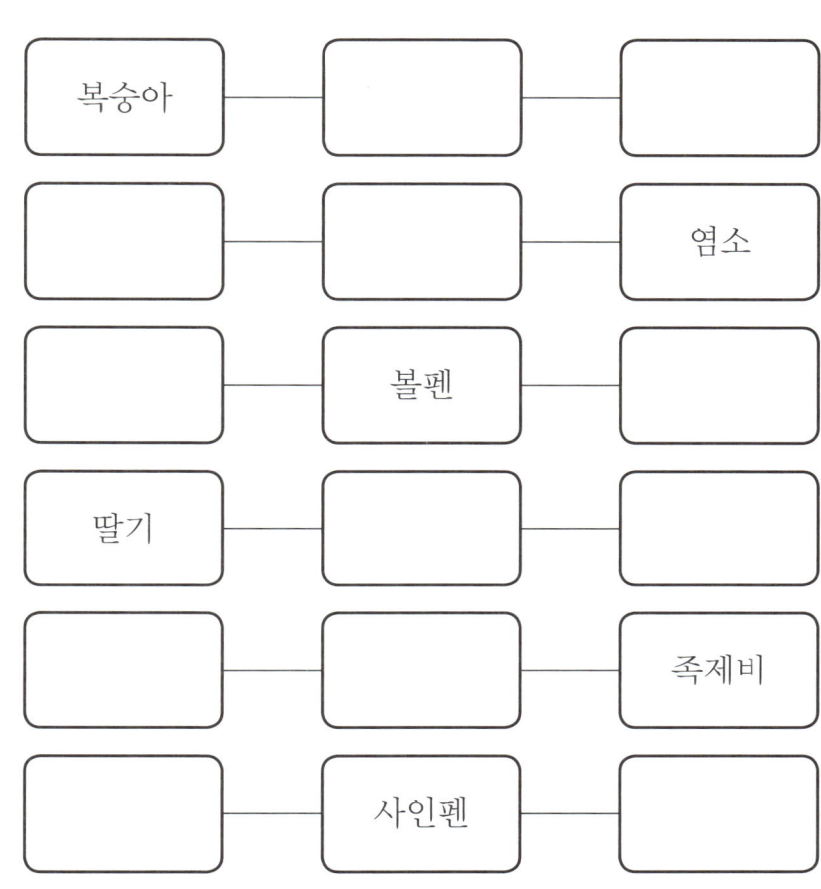

매일의 단어 문제 | 다음 제시된 초성을 보고 국외 도시 이름을 맞혀 보세요.

〈예시〉 ㅇㅌㄴ → 아테네

1. ㄹ던
2. 도ㅋ
3. ㅇ타ㅇ
4. ㅇㅅ로
5. ㅁㅅ크ㅂ

6. ㅂㄹ린
7. ㅁㅅ코ㅅㅌ
8. ㅇㅅㅌ D. C.
9. ㅂㄹㅈㄹ아
10. ㅁ드ㄹㄷ

수요일

최근 일주일 '뇌미인' 활동 (진인사 대천명 / PASCAL)

진 땀나게 운동하고 : PHYSICAL ACTIVITY
약간 숨이 찰 정도로 일주일에 3번 이상 유산소 운동(걷기, 달리기, 수영, 자전거 타기 등)을 한다.
추가로 근력운동, 스트레칭, 요가를 하면 더 좋다.

• 지난 일주일 간 평균 운동횟수는?

안했다 1~2번 3번 이상

인 정사정없이 담배 끊고 : ANTI-SMOKING
담배를 피우면 피가 끈적끈적 해져서 뇌혈관이 잘 막힘. 절대 피우지 말아야 함!

• 지난 일주일 담배 피운 횟수는?

하루 10개피 이상 하루 10개피 이하 전혀 피우지 않았다

사 회활동과 긍정적인 사고를 많이 하고 : SOCIAL ACTIVITY
마음에 맞는 사람들과 자주 만나고 대화하며, 지역사회의 다양한 사회활동에 참여한다.

• 지난 일주일 간 사람들과 만난 횟수는?

전혀 안 만났다 1~2번 3번 이상

대 뇌 활동을 적극적으로 하고 : COGNITIVE ACTIVITY
말하기, 글쓰기, 토론하기, 발표하기, 독서하기, 새로운 것 배우기(외국어, 스마트폰 사용법),
강의듣기 등 적극적으로 머리쓰는 활동을 한다.

• 하루 평균 독서 및 공부한 시간은?

전혀 안 했다 30분 이상 60분 이상

천 박하게 술 마시지 말고 : ALCOHOL IN MODERATION
과음과 폭음은 인지장애에 걸릴 확률을 1.7배나 높인다. 마시더라도 일주일에 1잔 3회 이하로 줄인다.
(1잔 : 맥주는 맥주잔, 소주는 소주잔, 양주는 양주잔)

• 지난 일주일 마신 술의 양은?

8잔 이상 4~7잔 3잔 이하

명 을 연장하는 식사를 하라 : LEAN BODY MASS AND HEALTHY DIET
비만이 되지 않도록 식사량을 조절하고, 채소, 과일, 견과류, 두부, 계란, 생선, 닭가슴살, 우유 또는 두유, 현미밥 등
균형 잡힌 건강한 식사와 물을 충분히 섭취하면서 수면에 문제가 없는 한 차를 마시면 좋다.

• 체중 : (　　　kg) / 책의 마지막 페이지를
  참고해서 비만도를 체크해본다.

저체중 표준 과체중 비만
BMI　18.5 미만　18.5~23　23 이상　25 이상

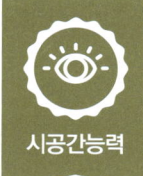

도형 회전

회전된 4개의 입체도형 중에 색깔 토막의 위치가 다른 도형 하나를 찾아 보세요.

예시)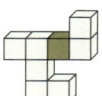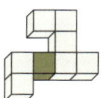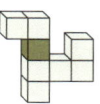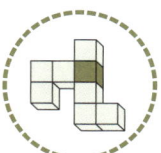

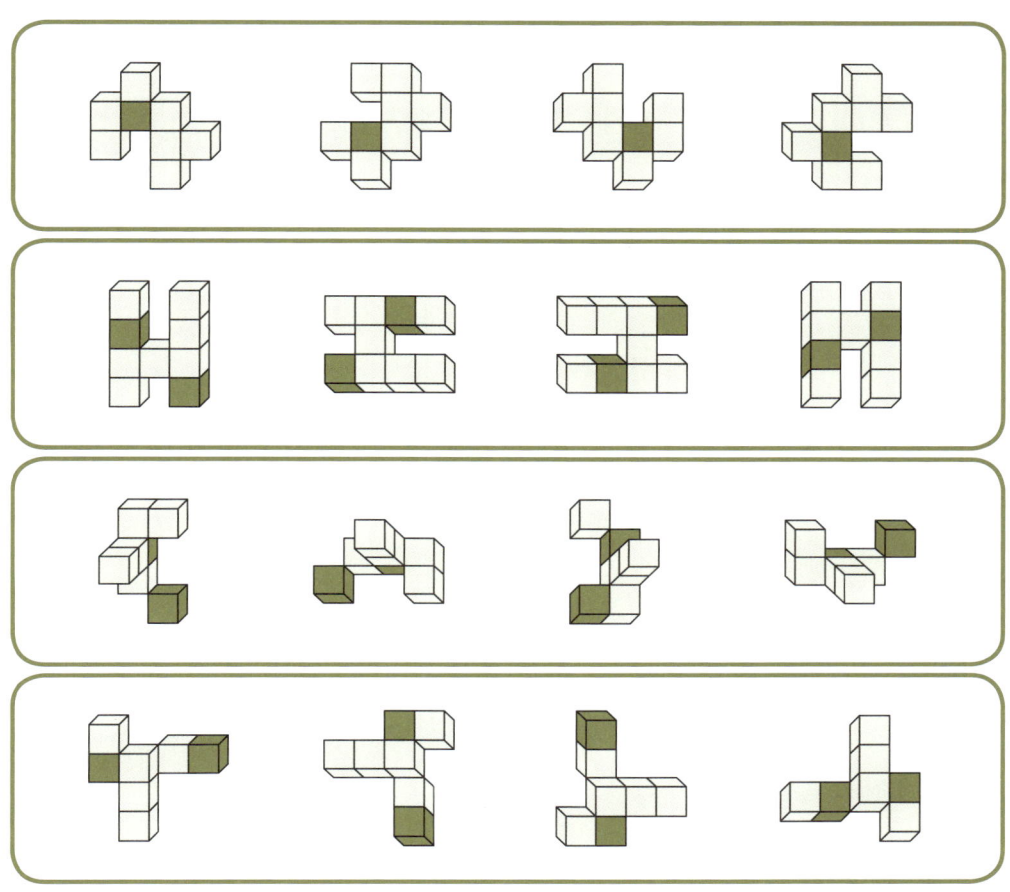

매일의 단어 문제 | 두 글자씩 짝을 지어 단어를 만들어 보세요. (글자는 중복해서 사용해도 됩니다)

남	판	통
의		사
	성		계
분	주	간
	승	단	장

주장

뇌美인 에세이

목요일

이 생애에서 당신에게 있었던 최고의 순간들은 무엇이었나요?

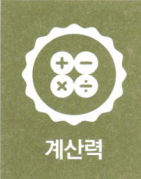

주사위 계산

주사위의 동그라미 개수를 숫자로 연상하여 계산해 보세요. 예시와 같이 주사위 두 개로 두 자리 숫자를 만들어 계산해 보세요. 문제에 괄호가 있을 경우, 괄호 안의 식을 먼저 풀어서 답을 구한 다음 앞에서부터 순서대로 계산하면 됩니다.

예시) 32 + (6 × 5) = 62

1. 32 + (16 × 32) = (   )
2. (54 × 3) + 41 − 23 = (   )
3. (33 × 4) − 42 − 23 = (   )
4. 26 + 35 − (12 × 4) = (   )
5. 43 − 32 + (64 × 5) = (   )
6. (23 × 12) − (22 × 6) = (   )

매일의 단어 문제 | 다음의 초성으로 만들 수 있는 단어를 20개 이상 적어 보세요.

[ㄷ ㅈ] 대지,

금요일

일주일 정리

이번 한 주 내가 한 일들을 떠올려보세요.
기억력 향상에 많은 도움이 됩니다.

월 : ....

화 : ....

수 : ....

목 : ....

금 : ....

이번 주 만난 사람 :

....

....

....

....

나의 긍정점수

지난 한 주 만난 사람, 주위 사람들을 떠올리고 한 사람씩 평가해 보세요.
그 평가가 바로 당신의 긍정 정도를 말해 줍니다.

대상											
점수 (100점 만점)											

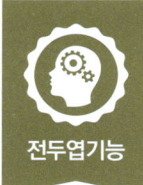

반대 방향 읽기

예시에서처럼 방향을 나타내는 한자[上(상), 下(하), 左(좌), 右(우)]와 화살표 방향이 서로 반대인 것을 아래 표에서 찾아 동그라미 표시하세요. 앞에서부터 순서대로 가능한 빨리 정확하게 해보세요.

예시)

| 上↓ | 下↑ | 左→ | 右← |

上↑	(下↑)	(左→)	右→	(上↓)	上←	(下↑)	右→	左←
右←	上↑	下↓	上↓	下↑	左←	上↓	下↓	右←
上↑	左→	下↑	左←	上←	右→	右←	上↓	上↑
右←	右→	上↑	上↓	下↑	左→	上↓	下↓	左←
下↑	上←	右←	左→	下↓	上↑	上←	左→	上↓
右→	左↑	上→	上↓	下↓	右←	右→	上↓	下↑
上↓	右←	右↑	下→	上↑	下↓	上↑	左←	右→
下↑	右→	左←	上↓	下↓	上↓	上←	右←	左→
右←	上↑	左→	下↓	上↓	左→	上↑	下→	左←

매일의 단어 문제 | 다음 제시된 초성을 보고 국외 도시 이름을 맞혀 보세요.

〈예시〉 ㅇ ㅌ ㄴ → 아테네

1. ㅋ ㅂ ㄹ
2. ㄹ ㅁ
3. ㅂ ㅇ ㅈ
4. ㅍ ㄹ ㅎ
5. ㅂ 콕

6. ㅋ ㅍ ㅎ ㄱ
7. ㅁ ㄴ ㄹ
8. ㅎ ㅅ ㅋ
9. ㅋ ㅇ ㄹ
10. ㅅ ㄱ ㅍ ㄹ

[정답]

10주

10-1 [주의집중력 _ 글자 찾기]

[매일의 단어 문제]

당면, 단막, 단맛, 단면, 단물, 당면, 대면, 대목, 대미, 덕망, 덕목, 덜미, 도망, 도매, 도면, 도모, 도미, 도민, 독무, 동맥, 동맹, 동명, 동무, 동문, 두말, 두목, 뒷말, 뒷면

등 기타 다른 단어도 있습니다.

10-2 [기억력 _ 짝꿍 단어 기억]

- 복숭아 – 지우개 – 돼지
- 바나나 – 연필 – 염소
- 키위 – 볼펜 – 기린
- 딸기 – 색연필 – 토끼
- 포도 – 공책 – 족제비
- 수박 – 사인펜 – 앵무새

[매일의 단어 문제]

1. 런던
2. 도쿄
3. 오타와
4. 오슬로
5. 모스크바
6. 베를린
7. 멕시코시티
8. 워싱턴D.C.
9. 브라질리아
10. 마드리드

10-3 [시공간능력 _ 도형 회전]

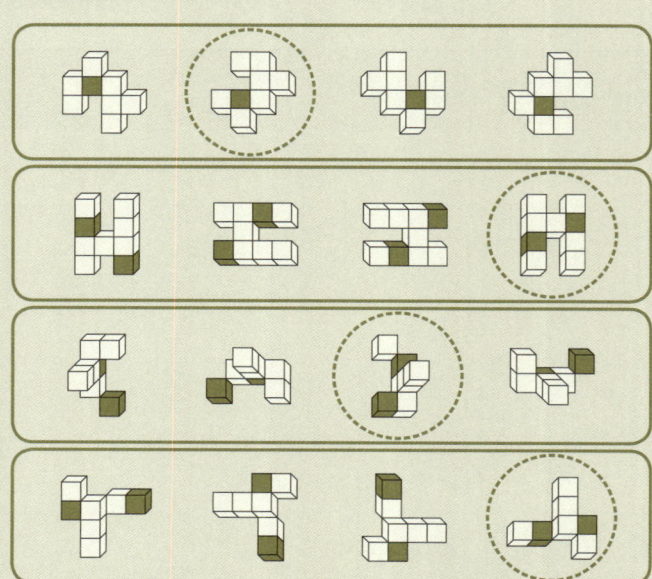

[매일의 단어 문제]

계단, 계승, 계장, 계주, 계통, 남단, 남성, 남의, 남장, 단계, 단장, 단판, 분간, 분사, 분장, 분주, 분통, 사계, 사단, 사의, 사장, 사주, 성계, 성분, 성사, 성의, 성장, 성주, 승계, 승사, 승의, 의계, 의사, 의장, 장남, 장단, 장사, 장의, 주사, 주장, 주판, 통계, 통단, 통분, 통사, 통성, 통의, 통장, 판단, 판사

등 기타 다른 단어도 있습니다.

10-4 [계산력 _ 주사위 계산]

1. 44 + (16 X 4) = 108
2. (56 X 3) + 41 − 23 = 186
3. (33 X 6) − 52 − 43 = 103
4. 46 + 55 − (13 X 6) = 23
5. 65 − 43 + (64 X 5) = 342
6. (43 X 12) − (22 X 6) = 384

[매일의 단어 문제]

다짐, 단자, 단장, 단절, 단정, 단죄, 단지, 닭장, 담장, 답장, 당장, 당직, 대작, 대장, 대전, 대접, 대조, 대좌, 대중, 대질, 도장, 도적, 도전, 도정, 도주, 도중, 독자, 독재, 독점, 독종, 동작, 동전, 동점, 동조, 동족, 동종, 동지, 돼지, 된장, 두절, 둥지, 뒷장, 뒷전, 뒷짐, 득점, 들쥐, 등잔, 등장, 등지

등 기타 다른 단어도 있습니다.

10-5 [전두엽기능 _ 반대 방향 읽기]

上↑	下↑	左→	右→	上↓	上←	下↑	右→	左←
右←	上↑	下↓	上↑	下↑	左←	上↓	下↓	右←
上↑	左→	下↑	左←	上←	右→	右←	上↓	上↑
右←	右→	上↑	上↓	右↑	左↓	上↓	下↓	左←
下↑	上←	右←	左→	下↓	上↑	上←	左→	上↓
右→	左↑	上→	上↓	下↓	右←	右→	上↓	下↑
上↓	右←	右↑	下↑	上↓	左←	上↑	左←	右←
下↑	右→	左←	上↓	下↓	上↓	左→	右←	左←
右←	上↑	左→	下↓	上↓	左→	上↑	下→	左←

[매일의 단어 문제]

1. 캔버라
2. 로마
3. 베이징
4. 프라하
5. 방콕
6. 코펜하겐
7. 마닐라
8. 헬싱키
9. 카이로
10. 싱가포르

월요일

일주일 계획

이번 일주일을 생각하며 해야 할 일들을 정리해보세요.

꼭 해야할 일들 :

월 :

화 :

수 :

목 :

금 :

중요한 약속 / 만날 사람 :

재미난 계획 :

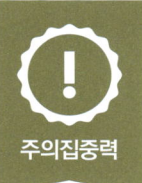

같은 글자 찾기

아래의 표 안에서 가로와 세로 중, 보기에 제시된 자음과 모음 순서대로 되어있는 것을 모두 찾아 동그라미 표시하세요. 정답은 예시를 포함하여 총 15개 입니다.

보기 = ㄴ ㅗ ㄹ ㅐ

ㄴ	ㄹ	ㅛ	ㅏ	ㅗ	ㄱ	ㅗ	ㄴ	ㅐ	ㅈ
ㄱ	ㅗ	ㄴ	ㅗ	ㄹ	ㅐ	ㄴ	ㅗ	ㄴ	ㅗ
ㅜ	ㄱ	ㅓ	ㅇ	ㅐ	ㄷ	ㅗ	ㄹ	ㅗ	ㅁ
ㄴ	ㅗ	ㄹ	ㅐ	ㄴ	ㅜ	ㅁ	ㅐ	ㄹ	ㅐ
ㅗ	ㄹ	ㅗ	ㄴ	ㅗ	ㄹ	ㅐ	ㅎ	ㅐ	ㅂ
ㄹ	ㅐ	ㅍ	ㅗ	ㄴ	ㅐ	ㄴ	ㅗ	ㅈ	ㅐ
ㅐ	ㅂ	ㅐ	ㄱ	ㅗ	ㅈ	ㅐ	ㄴ	ㅗ	ㅈ
ㅊ	ㅣ	ㄴ	ㄴ	ㄹ	ㅜ	ㄴ	ㅗ	ㄹ	ㅐ
ㄴ	ㅓ	ㄴ	ㅗ	ㅐ	ㅎ	ㅏ	ㄷ	ㄴ	ㄴ
ㅗ	ㄹ	ㅗ	ㄹ	ㅈ	ㄱ	ㅠ	ㄹ	ㅗ	ㅎ
ㄴ	ㅗ	ㄹ	ㅐ	ㄱ	ㅠ	ㅅ	ㅗ	ㄹ	ㅅ
ㅜ	ㄹ	ㅐ	ㄱ	ㅓ	ㅇ	ㅐ	ㄹ	ㅐ	ㄴ
ㄹ	ㅐ	ㄴ	ㅗ	ㄴ	ㅗ	ㄹ	ㅐ	ㅐ	ㄴ
ㅓ	ㄴ	ㅗ	ㄹ	ㅐ	ㄹ	ㄴ	ㅗ	ㄹ	ㅐ
ㅇ	ㅓ	ㄱ	ㅈ	ㅗ	ㅐ	ㄴ	ㅗ	ㅐ	ㄹ

매일의 단어 문제 | 다음의 초성으로 만들 수 있는 단어를 20개 이상 적어 보세요.

[ㄷ ㅂ] 두부,

| 화요일 | # 뇌美인 칼럼 11 |

당신은 오늘을 뇌미인으로 살았나?

치매는 생활 습관병이라고 말했다. 그리고 치매를 일으키는 뇌 변화는 젊어서부터 시작된다고 하였다. 그리고 뇌미인으로 살면 치매에 걸리지 않는다고 하였다. 그렇다면 이제부터 어떻게 살 것인가? 뇌의 근력을 키우는 가장 좋은 방법! 그것은 나의 뇌세포를 귀중하게 여기고 뇌세포를 파릇파릇하게 키우는 좋은 습관을 하나 둘씩 받아들이는 것이다.

"누구나 죽기 전, 최소한 30일은 기억을 잃어요"라고 하면, 많은 분들이 "내가? 치매에 걸려?" 하며 놀라워한다. 본인은 아직 젊기도 하고, 치매는 노인 질환이라는 생각이 강하게 깔린 탓이다. 그런데 나는 그런 분들을 볼 때 놀랍다. "치매 환자가 되는 일을 그토록 경계하면서도, 왜 정작 자신이 주체가 될 수 있다는 걸 생각하지 못 하는 걸까?" 라는 의문이 들기 때문이다. 동시에 많은 사람들이 "치매는 일종의 노화 과정이다"라고 단정 지어 말하는데, 물론 몸이 늙으니 뇌도 노쇠해질 수 있다. 그러나 이것은 겉으로 드러나는 하나의 현상일 뿐, 치매에 걸리는 원인은 빙산의 뿌리처럼 크게 자리잡고 있다. 바로 지금 당신이 '오늘을 살면서 이행하고 있는 생활 습관'이 고스란히 노년의 치매에 반영된다.

* 오늘 나는 나의 두뇌 계발을 위해 얼마나 투자를 했나?
* 오늘 나는 별생각 없이 멍하니 TV 앞에 몇 시간 있었나?
* 오늘 담배는 몇 갑이나 피웠나?
* 오늘 소주와 맥주는 몇 잔이나 마셨나?
* 오늘 나는 나의 혈관을 깨끗하게 청소하기 위해 얼마나 운동을 하였는가?
* 오늘 나는 어떤 음식을 먹었는가?
* 오늘 나는 나의 뇌를 웃게 하였는가?
* 오늘 나는 몇번이나 감사하였는가?

이 질문은 '오늘 뇌미인으로 살았나요?'라는 질문인 동시에 '치매에 걸리는 요인을 얼마나 만드셨어요?'를 묻는 질문이기도 하다. 매일 자동적으로 반복되는 당신의 생각과 행동이, 얼굴 표정이, 금연이, 운동이, 끼니가, 음료가 뇌의 건강에 관여한다는 사실을, 지금부터 습관이 뇌의 건강에 관여한다는 사실을 기억해주길 바란다.

[**바로 지금 당신이 '오늘을 살면서 이행하고 있는 생활 습관'이 고스란히 노년의 뇌건강에 영향을 미친다.**]

출처 : 위즈덤하우스의 〈뇌美인〉

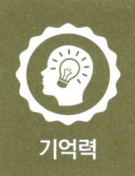

기억력

숫자 기억

표 안에 가로, 세로 일정한 규칙이 있습니다. 어떤 규칙이 있을까요? 규칙을 가능한 많이 찾아 적어 보고, 숫자들을 기억해 보세요.

왼쪽 숫자판을 종이로 가리고, 앞에서 찾았던 규칙을 바탕으로 숫자들을 머릿속으로 떠올려서 작은 숫자부터 순서대로 네모 안에 적어 보세요.

1	12	121	1212
3	34	343	3434
5	56	565	5656
7	78	787	7878

규칙 1.

규칙 2.

규칙 3.

규칙 4.

규칙 5.

규칙 6.

규칙 7.

규칙 8.

매일의 단어 문제 | 다음 제시된 초성을 보고 유명 문학 작품 제목을 맞혀 보세요.

〈예시〉 ㅅ ㄴ ㄱ → 소나기

1. ㅎ 의 ㄴ
2. ㅂ ㄸ 라 ㄱ
3. ㅎ ㄱ ㄷ 전
4. ㅅ 대
5. ㅁ ㅁ ㄲ ㅍ 무 ㄹ

6. ㅇ ㅅ ㅈ ㅇ 날
7. ㅂ ㅇ ㄹ 삼 ㄹ ㅇ
8. ㅂ ㅊ 아 ㄷ ㄷ
9. ㅅ ㄹ ㅂ ㅅ ㄴ 과 ㅇ ㅁ ㄴ
10. ㅂ 봄

수요일

최근 일주일 '뇌미인' 활동 (진인사 대천명 / PASCAL)

진 땀나게 운동하고 : PHYSICAL ACTIVITY
약간 숨이 찰 정도로 일주일에 3번 이상 유산소 운동(걷기, 달리기, 수영, 자전거 타기 등)을 한다.
추가로 근력운동, 스트레칭, 요가를 하면 더 좋다.

• 지난 일주일 간 평균 운동횟수는?

안했다   1~2번   3번 이상

인 정사정없이 담배 끊고 : ANTI-SMOKING
담배를 피우면 피가 끈적끈적 해져서 뇌혈관이 잘 막힘. 절대 피우지 말아야 함!

• 지난 일주일 담배 피운 횟수는?

하루 10개피 이상   하루 10개피 이하   전혀 피우지 않았다

사 회활동과 긍정적인 사고를 많이 하고 : SOCIAL ACTIVITY
마음에 맞는 사람들과 자주 만나고 대화하며, 지역사회의 다양한 사회활동에 참여한다.

• 지난 일주일 간 사람들과 만난 횟수는?

전혀 안 만났다   1~2번   3번 이상

대 뇌 활동을 적극적으로 하고 : COGNITIVE ACTIVITY
말하기, 글쓰기, 토론하기, 발표하기, 독서하기, 새로운 것 배우기(외국어, 스마트폰 사용법),
강의듣기 등 적극적으로 머리쓰는 활동을 한다.

• 하루 평균 독서 및 공부한 시간은?

전혀 안 했다   30분 이상   60분 이상

천 박하게 술 마시지 말고 : ALCOHOL IN MODERATION
과음과 폭음은 인지장애에 걸릴 확률을 1.7배나 높인다. 마시더라도 일주일에 1잔 3회 이하로 줄인다.
(1잔 : 맥주는 맥주잔, 소주는 소주잔, 양주는 양주잔)

• 지난 일주일 마신 술의 양은?

8잔 이상   4~7잔   3잔 이하

명 을 연장하는 식사를 하라 : LEAN BODY MASS AND HEALTHY DIET
비만이 되지 않도록 식사량을 조절하고, 채소, 과일, 견과류, 두부, 계란, 생선, 닭가슴살, 우유 또는 두유, 현미밥 등
균형 잡힌 건강한 식사와 물을 충분히 섭취하면서 수면에 문제가 없는 한 차를 마시면 좋다.

• 체중 : (kg) / 책의 마지막 페이지를
  참고해서 비만도를 체크해본다.

	저체중	표준	과체중	비만
BMI	18.5 미만	18.5~23	23 이상	25 이상

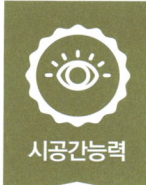

위에서 본 모양

왼쪽에 블록들이 쌓여 있습니다. 블록들을 위에서 내려다 봤을 때 어떻게 생겼을지 생각해 보고, 오른쪽 빈칸에 그 모양대로 색칠해 보세요.

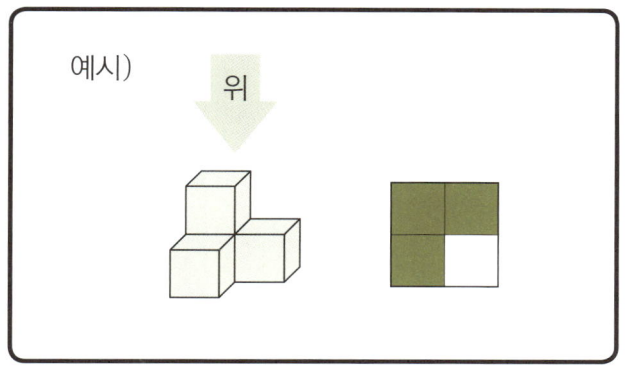

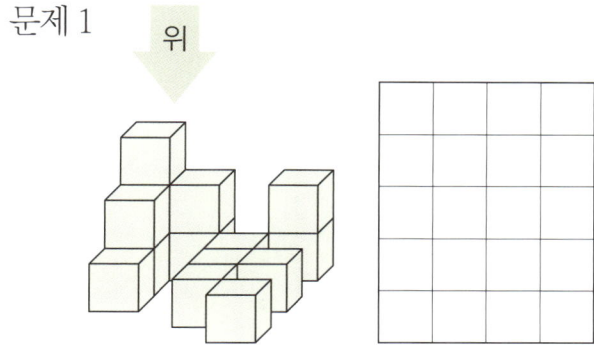

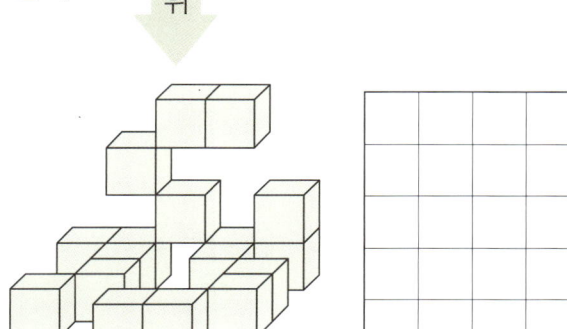

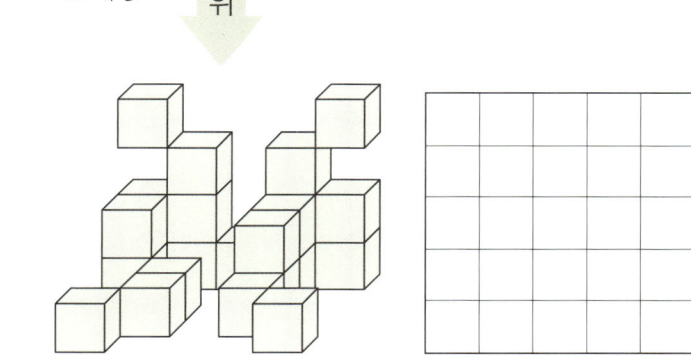

매일의 단어 문제 | 두 글자씩 짝을 지어 단어를 만들어 보세요. (글자는 중복해서 사용해도 됩니다)

강	도	물
	구		전
고	천	밀
	력		친
약		행

친구

목요일

뇌美인 에세이

내 마음의 깊은 곳에 자리잡고 있는 걱정과 두려움을 찾아보세요.
그리고 그것을 극복할 방법을 적어보세요.

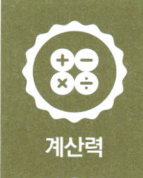

암호 계산

아래 표와 같이 자음마다 숫자가 정해져 있습니다. 자음에 정해진 숫자를 대입하여 계산해 보세요.
두 개의 자음이 연달아 붙어 있으면 두 자리 숫자, 세 개의 자음이 연달아 붙어 있으면 세 자리 숫자가 됩니다.

예시) ㄹ × ㄴ =   ㅅㅇ ÷ ㅂ =
       4 × 2 = 8   78 ÷ 6 = 13

1	2	3	4	5	6	7	8	9
ㄱ	ㄴ	ㄷ	ㄹ	ㅁ	ㅂ	ㅅ	ㅇ	ㅈ

1. ㅁㅂ × ㄷ =

2. ㅁ × ㅂ × ㅈ × ㄱㄴ =

3. ㄱㅈ × ㄷㄹ =

4. ㅈㅇ ÷ ㄴ =

5. ㄴㄴㅇ ÷ ㄱㄴ =

6. ㄴㄹㄴ ÷ ㄴㄴ =

7. ㅅㅅ + ㄹㅅ + ㄱㅁ =

8. ㅇㄹ ÷ ㄴㅇ =

9. ㅂㅅㄹ - ㄹㅈ - ㅅㅇ =

10. ㄱㅅㄷ × ㄱㅇ =

11. ㄷㅂㅈ ÷ ㄷ =

12. ㄷㅁㅅ - ㄴㄹㅂ + ㄱㅈ =

매일의 단어 문제 | 다음의 초성으로 만들 수 있는 단어를 20개 이상 적어 보세요.

[ㄷㅊ] 단추,

금요일

일주일 정리

이번 한 주 내가 한 일들을 떠올려보세요.
기억력 향상에 많은 도움이 됩니다.

월 :

화 :

수 :

목 :

금 :

이번 주 만난 사람 :

나의 긍정점수

지난 한 주 만난 사람, 주위 사람들을 떠올리고 한 사람씩 평가해 보세요.
그 평가가 바로 당신의 긍정 정도를 말해 줍니다.

대상											
점수 (100점 만점)											

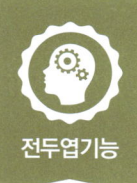

도형 추론

도형을 잘 보고 빈칸에 들어갈 알맞은 것을 아래 보기에서 찾아 보세요.

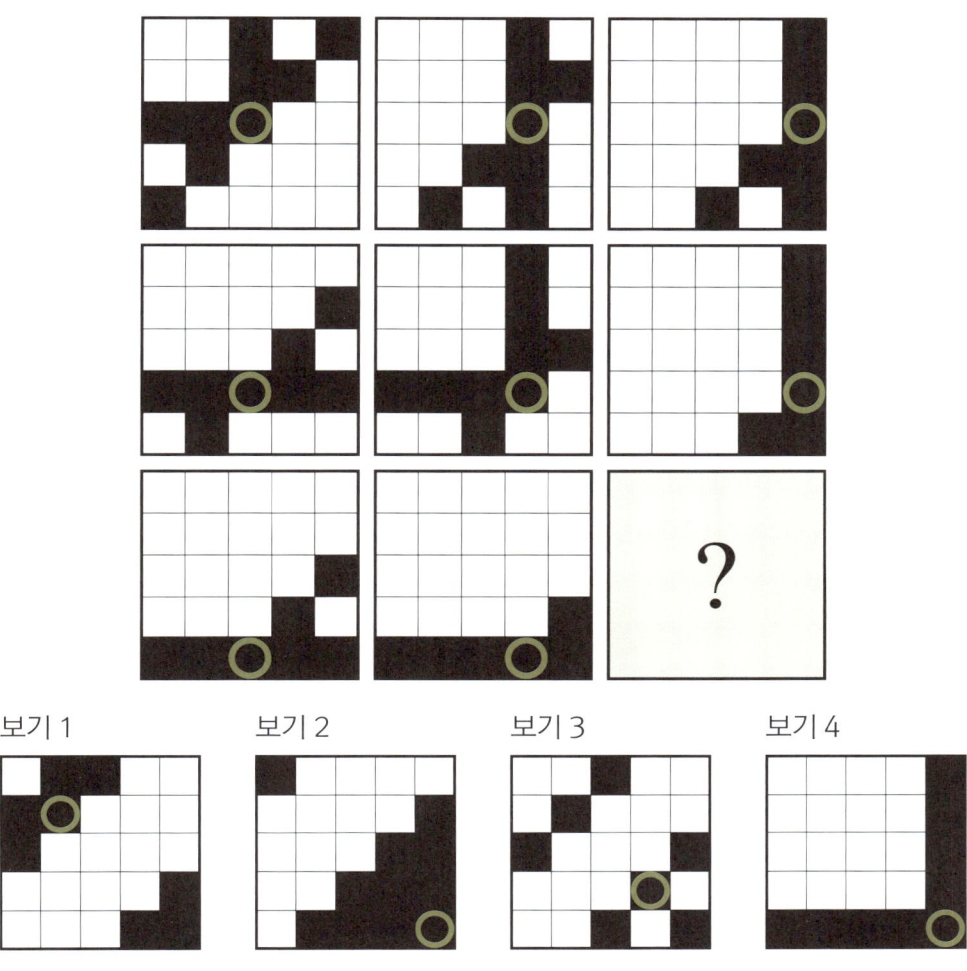

| **매일의 단어 문제** | 다음 제시된 초성을 보고 유명 문학 작품 제목을 맞혀 보세요. |

〈예시〉 ㄷ ㅁ ㅇ → 데미안

1. ㅈ 와 ㅂ

2. ㅁ ㄱ ㅇ ㅈ 있 ㄱ ㄹ

3. ㅇ ㅁ 과 ㅍ ㅍ

4. ㄱ ㄹ ㅂ ㅇ ㅎ ㄱ

5. ㅅ ㄹ ㅂ ㅋ ㅇ 래 ㅅ

6. ㄷ ㅋ ㅎ ㅌ

7. ㅈ ㅎ ㄱ ㅆ

8. ㅍ ㅍ 의 ㅇ ㄷ

9. ㅌ ㅁ ㄷ

10. ㅇ ㄴ 의 ㅇ ㄱ

11주 [정답]

11-1 [주의집중력 _ 같은 글자 찾기]

[매일의 단어 문제]

다발, 다방, 단발, 단비, 달밤, 달변, 담배, 담벽, 담보, 답변, 답보, 당번, 당부, 당분, 당비, 대변, 대보, 대본, 대부, 대북, 대비, 덤불, 덮밥, 도박, 도발, 도배, 도벽, 독방, 독백, 독법, 돌발, 돌밭, 돌변, 동반, 동방, 동백, 동법, 동복, 동부, 동북, 돛배, 두발, 둔부, 뒷발, 들보, 등반, 등본, 등분, 등불

등 기타 다른 단어도 있습니다.

11-2 [기억력 _ 숫자 기억]

- 규칙1. 1열 아래로 갈수록 2씩 커짐
- 규칙2. 2열 아래로 갈수록 22씩 커짐
- 규칙3. 3열 아래로 갈수록 222씩 커짐
- 규칙4. 4열 아래로 갈수록 2222씩 커짐
- 규칙5. 1행 1과 2 숫자가 번갈아 반복되면서 자리수가 커짐.
- 규칙6. 2행 3과 4 숫자가 번갈아 반복되면서 자리수가 커짐.
- 규칙7. 3행 5과 6 숫자가 번갈아 반복되면서 자리수가 커짐.
- 규칙8. 4행 7과 8 숫자가 번갈아 반복되면서 자리수가 커짐.

[작은 숫자 순서대로 나열]
1-3-5-7-12-34-56-78-121-343-565-787-1212-3434-5656-7878

[매일의 단어 문제]

1. 혈의 누
2. 배따라기
3. 홍길동전
4. 삼대
5. 메밀꽃 필 무렵
6. 운수 좋은 날
7. 벙어리 삼룡이
8. 백치아다다
9. 사랑방 손님과 어머니
10. 봄봄

11-3 [시공간능력 _ 위에서 본 모양]

문제 1 위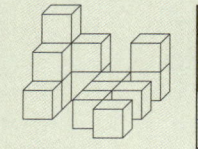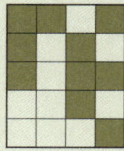

문제 2 위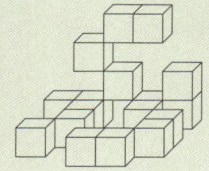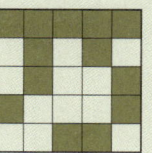

문제 3 위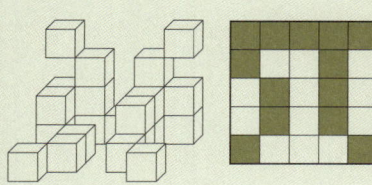

[매일의 단어 문제]

강구, 강도, 강력, 강물, 강약, 강행, 고도, 고물, 고약, 고행, 구도, 구력, 구약, 구전, 구행, 도강, 도고, 도구, 도약, 도전, 도천, 도행, 물고, 물약, 밀도, 밀물, 약도, 약물, 전구, 전도, 전력, 천고, 친구, 천도, 친밀, 친행, 행도

등 기타 다른 단어도 있습니다.

11-4 [계산력 _ 암호계산]

1. 56 x 3 = 168
2. 5 x 6 x 9 x 12 = 3240
3. 19 x 34 = 646
4. 98 ÷ 2 = 49
5. 228 ÷ 12 = 19
6. 242 ÷ 22 = 11
7. 77 + 47 + 15 = 139
8. 84 ÷ 28 = 3
9. 674 − 49 − 78 = 547
10. 173 x 18 = 3114
11. 369 ÷ 3 = 123
12. 357 − 246 + 19 = 130

[매일의 단어 문제]

다채, 다축, 다층, 단천, 단청, 단체, 단추, 단축, 단층, 당첨, 당초, 대책, 대처, 대첩, 대청, 대체, 대추, 대출, 대충, 대층, 대치, 대침, 대칭, 덧칠, 덩치, 도처, 도청, 도출, 도취, 독창, 독초, 독촉, 독충, 독침, 돌출, 동참, 동체, 동침, 둥치

등 기타 다른 단어도 있습니다.

11-5 [전두엽기능 _ 도형 추론]

보기 4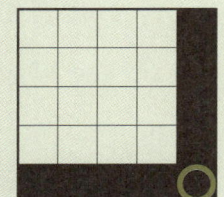

1	4	8
2	3	7
5	6	?

표 안의 모양은 왼쪽 줄 맨 위에서(1번) 부터 대각선 방향아래로 모양이 커지거나 줄어드는 것을 볼 수 있습니다. 1번 안에 ▟ 모양은 2,3,4번으로 이동하면서 오른쪽과 아래쪽으로 한 칸씩 이동하며 2,3,4번 안에 걸쳐서 커집니다. 마찬가지로 5,6,7,8번과 물음표 칸으로 이동하면서 오른쪽과 아래쪽으로 한 칸씩 이동하며 5,6,7,8번과 물음표 칸에 걸쳐 모양이 커집니다. 1번 안에 대각선 모양의 검은색 5칸은 2,4번으로 가면서 오른쪽으로 한 칸 씩 이동하며 칸의 개수는 4칸으로 줄어듭니다. 마찬가지로 5,3,8번으로 이동하면서 대각선은 다시 오른쪽으로 한 칸씩 이동하며 3칸으로 줄어듭니다. 6과 7번에서도 오른쪽으로 한 칸씩 이동하고 2칸으로 줄어듭니다. 물음표 칸으로 이동하면서 대각선은 맨 오른쪽 구석에 한 칸으로 줄어듭니다. 그리고 각 그림에는 ▟ 과 대각선이 만나는 교차점에는 황색 동그라미가 위치합니다. 따라서 위의 조건으로 모두 고려한다면, 물음표 안에 들어갈 정답은 보기 4번입니다.

[매일의 단어 문제]

1. 죄와 벌
2. 무기여 잘 있거라
3. 오만과 편견
4. 걸리버 여행기
5. 수레바퀴 아래서
6. 돈키호테
7. 주홍글씨
8. 폭풍의 언덕
9. 탈무드
10. 안네의 일기

월요일

일주일 계획

이번 일주일을 생각하며 해야 할 일들을 정리해보세요.

꼭 해야할 일들 :

월 :

화 :

수 :

목 :

금 :

중요한 약속 / 만날 사람 :

재미난 계획 :

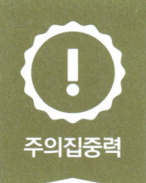

한글 연상

속담의 앞부분만 제시되어 있습니다. 속담의 전체를 머릿속으로 떠올리고,
그 안에 세로선이 몇 개 있는지 찾아 보세요. 단, 속담을 종이에 적지 말고 머릿속으로 생각해 보세요.

예시) 시간은 _____ → 시간은 금이다 (정답 = 11개)

문제 1. **우물 안** _____ → (개)

문제 2. **바늘 도둑이** _____ → (개)

문제 3. **천리 길도** _____ → (개)

문제 4. **세 살 버릇** _____ → (개)

매일의 단어 문제 | 다음의 초성으로 만들 수 있는 단어를 20개 이상 적어 보세요.

[ㄷ ㅍ] 대파,

화요일

뇌美인 칼럼 12

뇌의 알통을 만드는 효과적인 방법

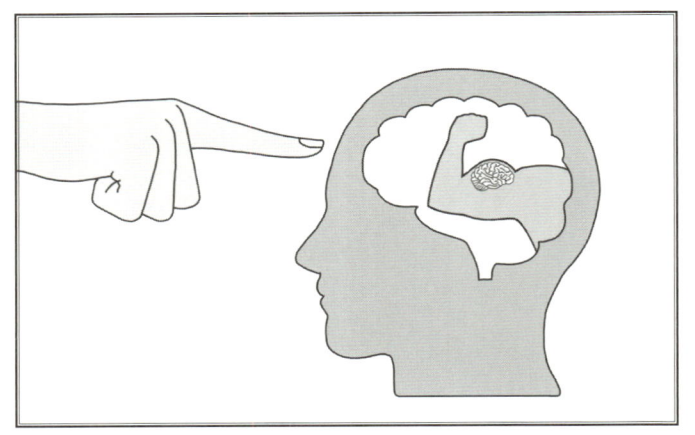

뇌 알통을 만드는 효과적인 방법은 무엇일까? 화투를 치면 치매가 예방된다고 하는데 과연 그럴까? 화투를 치면 뇌 알통이 생길까? 그럴 거라고 생각하지만 연구로 밝혀지지는 않았다. 사실 모든 활동은 우리 뇌에 영향을 미친다. 우리가 무엇을 하는가, 무엇을 말하는가, 무엇을 생각하는가, 무엇을 먹는가에 따라 뇌는 변한다. 특히 반복하면 할수록 뇌 유연성의 효과는 그만큼 커진다. 따라서 화투도 치매예방에 도움이 될 수 있다. 무엇보다 다음 두 가지 방법이 뇌 알통을 만드는 가장 효과적인 방법이라고 말하고 싶다. 하나는 앞서 언급한 운동이고, 둘째는 앞쪽뇌 키우기다. 그러고 보니 예로부터 무술을 잘하고 학문도 잘하는 문무를 겸비한 인재를 높이 샀는데, 의학적인 타당성이 있어 보인다. 현대에 들어 모든 것이 자동화 되어있어서 신체활동이 점점 줄어들고 있다. 게다가 바쁘게 살아가는 일상으로 인해 운동할 시간도 줄어들고, 더군다나 운동이 습관화가 되어 있지 않기에 더욱 움직이지 않는다. 지속되는 운동부족으로 체력이 떨어지게 되고 신체 각 기관의 기능도 떨어지게 된다. 뇌는 물론이다. 그 만큼 빨리 늙고 병도 쉽게 걸린다. 그러하기에 운동을 통해 신체의 알통은 물론 뇌의 알통을 키워야하는 이유는 분명하다. 규칙적인 운동은 체력은 물론이고 심리적으로도 스트레스에 강하게 만들어주어 모든 질병에 대한 면역력을 높여준다. 체력적으로는 신체 각 부위의 주요 근육이 발달되고, 심장의 용량과 크기가 증가하고 폐활량도 증가한다. 심리적으로는 스트레스가 줄어들고, 그로 인해 대인관계도 원만해지고 매사에 능동적이고 긍정적 사고를 갖게 한다. 면역세포 수를 증가시켜 질병에 대한 면역력이 강해지고, 몸의 각 조직의 기능을 향상시킨다. 더불어 뇌의 활성화에 도움을 주어 치매예방에 매우 좋다는 사실은 의학적으로 증명된 사실이다. 특히 앞쪽뇌의 알통을 키운다면 치매예방에 효과가 크다.

[**지속적인 운동과 앞쪽뇌를 키움으로써 치매를 효과적으로 예방할 수 있다.**]

출처 : 위즈덤하우스의 〈뇌美인〉

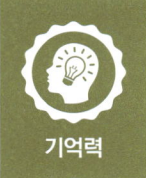

기억력

이번 달의 중요한 일정 기억

아래 표 안에 색깔 칸마다 숫자를 기입하여 이번 달 달력을 만들어 보세요.
이번 달의 중요한 일정을 기억하여 해당 날짜 밑에 적어 보세요.

1. 가족 생일이 있다면 며칠이고, 누구의 생일인가요?
2. 정기적인 가족, 친구 모임은 언제인가요?
3. 운동은 일주일에 몇 번, 무슨 요일에 하나요?
4. 노래, 댄스, 악기, 인지훈련 등 정기적으로 하는 활동은 무슨 요일에 하나요?
5. 주말에 있었던 기억에 남는 행사를 적어 보세요.

년   월

일	월	화	수	목	금	토

매일의 단어 문제 | 다음 제시된 초성을 보고 우리 몸 속 내장기관의 이름을 맞혀 보세요.

〈예시〉 ㅅㅈ → 심장

1. ㅅㅇㅈㅈ
2. ㅆㄱ
3. ㅊ장
4. ㅇ
5. ㅁ장

6. ㅅㅈ
7. ㄷ장
8. ㅈ궁
9. ㄴ소
10. ㅋㅍ

수요일

최근 일주일 '뇌미인' 활동 (진인사 대천명 / PASCAL)

진 땀나게 운동하고 : PHYSICAL ACTIVITY
약간 숨이 찰 정도로 일주일에 3번 이상 유산소 운동(걷기, 달리기, 수영, 자전거 타기 등)을 한다.
추가로 근력운동, 스트레칭, 요가를 하면 더 좋다.

• 지난 일주일 간 평균 운동횟수는?

안했다   1~2번   3번 이상

인 정사정없이 담배 끊고 : ANTI-SMOKING
담배를 피우면 피가 끈적끈적 해져서 뇌혈관이 잘 막힘. 절대 피우지 말아야 함!

• 지난 일주일 담배 피운 횟수는?

하루 10개피 이상   하루 10개피 이하   전혀 피우지 않았다

사 회활동과 긍정적인 사고를 많이 하고 : SOCIAL ACTIVITY
마음에 맞는 사람들과 자주 만나고 대화하며, 지역사회의 다양한 사회활동에 참여한다.

• 지난 일주일 간 사람들과 만난 횟수는?

전혀 안 만났다   1~2번   3번 이상

대 뇌 활동을 적극적으로 하고 : COGNITIVE ACTIVITY
말하기, 글쓰기, 토론하기, 발표하기, 독서하기, 새로운 것 배우기(외국어, 스마트폰 사용법),
강의듣기 등 적극적으로 머리쓰는 활동을 한다.

• 하루 평균 독서 및 공부한 시간은?

전혀 안 했다   30분 이상   60분 이상

천 박하게 술 마시지 말고 : ALCOHOL IN MODERATION
과음과 폭음은 인지장애에 걸릴 확률을 1.7배나 높인다. 마시더라도 일주일에 1잔 3회 이하로 줄인다.
(1잔 : 맥주는 맥주잔, 소주는 소주잔, 양주는 양주잔)

• 지난 일주일 마신 술의 양은?

8잔 이상   4~7잔   3잔 이하

명 을 연장하는 식사를 하라 : LEAN BODY MASS AND HEALTHY DIET
비만이 되지 않도록 식사량을 조절하고, 채소, 과일, 견과류, 두부, 계란, 생선, 닭가슴살, 우유 또는 두유, 현미밥 등
균형 잡힌 건강한 식사와 물을 충분히 섭취하면서 수면에 문제가 없는 한 차를 마시면 좋다.

• 체중 : (kg) / 책의 마지막 페이지를
  참고해서 비만도를 체크해본다.

저체중   표준   과체중   비만
BMI   18.5 미만   18.5~23   23 이상   25 이상

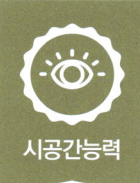

칠교 놀이

보기에 제시된 모양이 아래 큰 그림 속에 몇 개 숨어 있는지 찾아 보세요.
그림 안에 선을 그어가면서 세어 보세요.

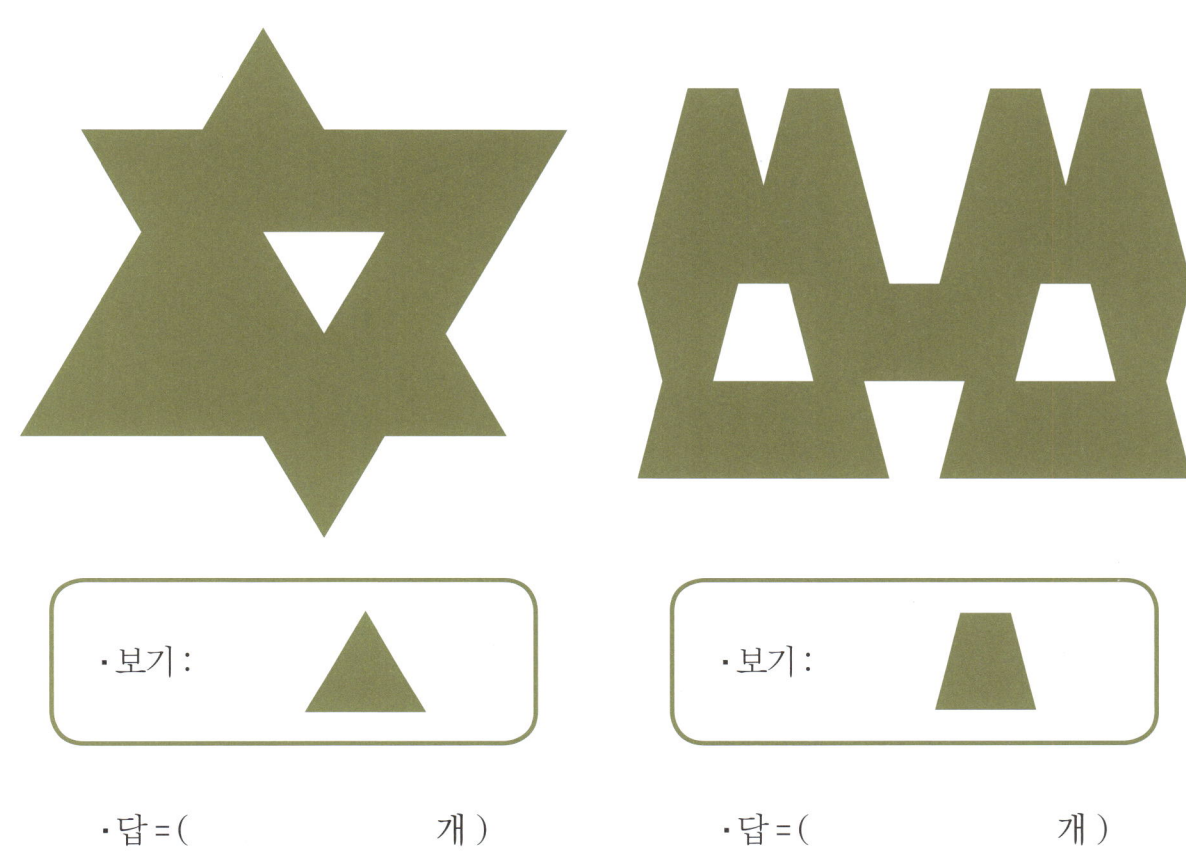

· 보기: ▲

· 답 = (개)

· 보기: ⏶

· 답 = (개)

매일의 단어 문제 | 두 글자씩 짝을 지어 단어를 만들어 보세요. (글자는 중복해서 사용해도 됩니다)

타	편	해
주	제	포
격		도
복	동	달
	지	

편지

목요일

뇌美인 에세이

우리가 살고있는 우주는 너무 신비해서 그냥 우연히 만들어진 것 같지 않습니다.
그 우주를 만든 존재에게 편지를 써 보세요.

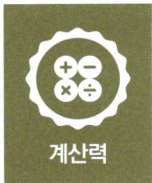

가게 계산

마트에서 아래의 물건을 모두 사려고 합니다.
계산기를 사용하지 말고 계산하여 아래 문제들의 답을 적어 보세요.

사야 할 물건	A 마트	B 마트	C마트
유자차	7,500원	5,900원	6,900원
책장	69,500원	82,000원	79,000원
방석	7,700원	6,900원	5,880원
사과	12,000원	8,900원	10,900원
칼슘	27,000원	14,900원	35,000원
식기	22,400원	12,900원	18,500원
왕새우	31,000원	23,900원	27,800원
후라이팬	99,000원	120,000원	108,700원

* 물건 가격은 실제 물가와 무관합니다.

1. 어느 마트에서 사는 것이 가장 쌀까요?

2. A 마트에서는 총 금액의 5%를 할인 받을 수 있고, B마트에서는 총 금액에서 만원당 400원씩 할인을 받을 수 있고, C마트에서는 40,000원 할인 상품권을 사용할 수 있다면, 어느 마트에서 물건을 사는 것이 가장 저렴할까요?

매일의 단어 문제 | 다음의 초성으로 만들 수 있는 단어를 20개 이상 적어 보세요.

[ㄷㅎ] 도형,

금요일

일주일 정리

이번 한 주 내가 한 일들을 떠올려보세요.
기억력 향상에 많은 도움이 됩니다.

월 :

화 :

수 :

목 :

금 :

이번 주 만난 사람 :

나의 긍정점수

지난 한 주 만난 사람, 주위 사람들을 떠올리고 한 사람씩 평가해 보세요.
그 평가가 바로 당신의 긍정 정도를 말해 줍니다.

대상										
점수 (100점 만점)										

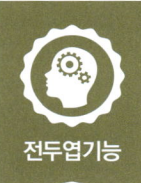

동전금액 맞추기

지갑에 10원, 50원, 100원 짜리 동전들이 가득합니다. 다음의 조건에 맞춰 각 동전이 몇 개씩 필요한지 맞혀 보세요 동전의 개수와 총 금액이 모두 맞아야 합니다. 그리고 각각의 동전은 한 개 이상씩 사용해야 합니다.

예) 동전 12개로 500원 만들기
　　10원　x 5개 = 50원
　　50원　x 5개 = 250원
　　100원 x 2개 = 200원
　　――――――――――――――
　　　　　12개 / 500원

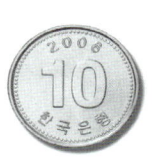 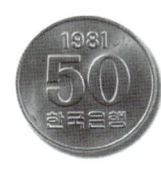 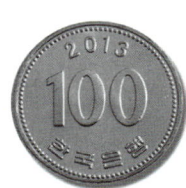

5개　　　5개　　　2개

1. 동전 11개로 570원 만들기

2. 동전 11개로 690원 만들기

3. 동전 12개로 510원 만들기

4. 동전 12개로 870원 만들기

5. 동전 13개로 890원 만들기

6. 동전 13개로 560원 만들기

매일의 단어 문제 | 다음 제시된 초성을 보고 우리 몸 속 내장기관의 이름을 맞혀 보세요.

〈예시〉ㅅㅈ → 심장

1. ㅂ 광
2. ㅇ 도
3. ㅈ 장
4. ㅍ
5. ㄱ 상 ㅅ

6. ㅍ ㄷ 선
7. ㄱ
8. ㅎ 문
9. ㅅ 대
10. 식 ㄷ

[정답]

12주

12-1 [주의집중력 _ 한글 연상]

1. 우물 안 개구리 ➡ (16 개)

2. 바늘 도둑이 소도둑 된다 ➡ (24 개)

3. 천리 길도 한 걸음부터 ➡ (26 개)

4. 세 살 버릇 여든까지 간다 ➡ (22 개)

[매일의 단어 문제]

단파, 단패, 단편, 단표, 단풍, 담판, 당파, 대판, 대패, 대포, 대폭, 대표, 대피, 대필, 도피, 돌파, 돌풍, 동판, 동편, 동포, 동풍, 두피, 뒤편, 득표, 들풀, 등판

등 기타 다른 단어도 있습니다.

12-2 [기억력 _ 이번 달의 중요한 일정 기억]

(개인 일정에 따른 것이므로 정답은 따로 없습니다.)

[매일의 단어 문제]

1. 십이지장 6. 소장
2. 쓸개 7. 대장
3. 췌장 8. 자궁
4. 위 9. 난소
5. 맹장 10. 콩팥

12-3 [시공간능력 _ 칠교 놀이]

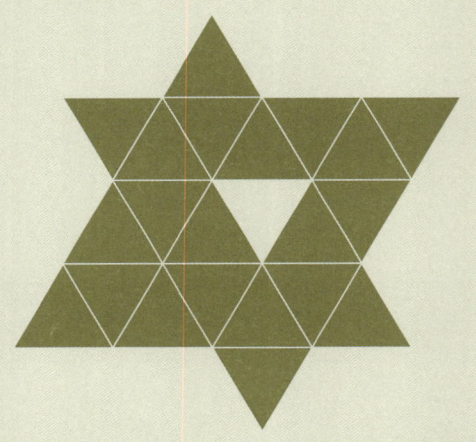

(21 개)

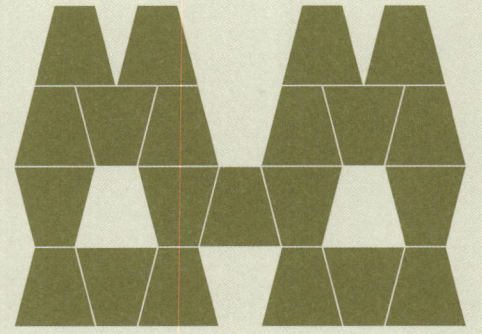

(21 개)

[매일의 단어 문제]

격동, 격주, 격지, 도달, 도제, 도주, 도편, 도포, 동격, 동지, 동편, 동포, 동해, 복도, 복지, 제격, 제도, 제동, 제지, 주격, 주달, 주도, 주동, 주제, 주지, 주편, 지도, 지주, 타격, 타도, 타주, 타지, 편도, 편제, 포격, 포달, 포도, 해동, 해지

등 기타 다른 단어도 있습니다.

12-4 [계산력 _ 가계계산]

1. (답 : B마트)
   - A마트: 276,100원
   - B마트: 275,400원
   - C마트: 292,680원

2. (답 : C마트)
   - A마트: 276,100원-(276,100원 X 0.05=13,805원)=262,295원
   - B마트: 275,400원-(400원 X 27번=10,800원)=264,600원
   - C마트: 292,680원-40,000원=252,680원

[매일의 단어 문제]

다행, 다형, 다홍, 단합, 단행, 단호, 단화, 담화, 당해, 당헌, 당혹, 당황, 대하, 대한, 대합, 대항, 대해, 대행, 대형, 대호, 대화, 대회, 덕행, 도하, 도학, 도합, 독해, 동행, 동향, 동화, 둔화

등 기타 다른 단어도 있습니다.

12-5 [전두엽기능 _ 동전금액 맞추기]

	10원	50원	100원
11개 570원	2개 (20원)	7개 (350원)	2개 (200원)
11개 690원	4개 (40원)	1개 (50원)	6개 (600원)
12개 510원	6개 (60원)	3개 (150원)	3개 (300원)
12개 870원	2개 (20원)	3개 (150원)	7개 (700원)
13개 890원	4개 (40원)	1개 (50원)	8개 (800원)
13개 560원	6개 (60원)	4개 (200원)	3개 (300원)

[매일의 단어 문제]

1. 방광
2. 요도
3. 직장
4. 폐
5. 갑상선
6. 편도선
7. 간
8. 항문
9. 성대
10. 식도

PERSONAL DATA

NAME | _____

MOBILE | _____

TEL HOME / OFFICE | _____

E-MAIL | _____

ADDRESS | _____

뇌美인 | TRAINING

여성				신장	남성			
비만	과체중	표준	저체중		저체중	표준	과체중	비만
51.0	46.8	42.5	36.1	150 cm	38.3	45.0	49.5	54.0
52.0	47.7	43.4	36.8	151 cm	39.0	45.9	50.5	55.1
53.0	48.6	44.2	37.6	152 cm	39.8	46.8	51.5	56.2
54.1	49.6	45.1	38.3	153 cm	40.5	47.7	52.5	57.2
55.1	50.5	45.9	39.0	154 cm	41.3	48.6	53.5	58.3
56.1	51.4	46.8	39.7	155 cm	42.1	49.5	54.5	59.4
57.1	52.4	47.6	40.5	156 cm	42.8	50.4	55.4	60.5
58.1	53.3	48.5	41.2	157 cm	43.6	51.3	56.4	61.6
59.2	54.2	49.3	41.9	158 cm	44.4	52.2	57.4	62.6
60.2	55.2	50.2	42.6	159 cm	45.1	53.1	58.4	63.7
61.2	56.1	51.0	43.4	160 cm	45.9	54.0	59.4	64.8
62.2	57.0	51.9	44.1	161 cm	46.7	54.9	60.4	65.9
63.2	58.0	52.7	44.8	162 cm	47.4	55.8	61.4	67.0
64.3	58.9	53.6	45.5	163 cm	48.2	56.7	62.4	68.0
65.3	59.8	54.4	46.2	164 cm	49.0	57.6	63.4	69.1
66.3	60.8	55.3	47.0	165 cm	49.7	58.5	64.4	70.2
67.3	61.7	56.1	47.7	166 cm	50.5	59.4	65.3	71.3
68.3	62.6	57.0	48.4	167 cm	51.3	60.3	66.3	72.4
69.4	63.6	57.8	49.1	168 cm	52.0	61.2	67.3	73.4
70.4	64.5	58.7	49.9	169 cm	52.8	62.1	68.3	74.5
71.4	65.5	59.5	50.6	170 cm	53.6	63.0	69.3	75.6
72.4	66.4	60.4	51.3	171 cm	54.3	63.9	70.3	76.7
73.4	67.3	61.2	52.0	172 cm	55.1	64.8	71.3	77.8
74.5	68.3	62.1	52.7	173 cm	55.8	65.7	72.3	78.8
75.5	69.2	62.9	53.5	174 cm	56.6	66.6	73.3	79.9
76.5	70.1	63.8	54.2	175 cm	57.4	67.5	74.3	81.0
77.5	71.1	64.6	54.9	176 cm	58.1	68.4	75.2	82.1
78.5	72.0	65.5	55.6	177 cm	58.9	69.3	76.2	83.2
79.6	72.9	66.3	56.4	178 cm	59.7	70.2	77.2	84.2
80.6	73.9	67.2	57.1	179 cm	60.4	71.1	78.2	85.3
81.6	74.8	68.0	57.8	180 cm	61.2	72.0	79.2	86.4
82.6	75.7	68.9	58.5	181 cm	62.0	72.9	80.2	87.5
83.6	76.7	69.7	59.2	182 cm	62.7	73.8	81.2	88.6
84.7	77.6	70.6	60.0	183 cm	63.5	74.7	82.2	89.6
85.7	78.5	71.4	60.7	184 cm	64.3	75.6	83.2	90.7
86.7	79.5	72.3	61.4	185 cm	65.0	76.5	84.2	91.8
87.7	80.4	73.1	62.1	186 cm	65.8	77.4	85.1	92.9
88.7	81.3	74.0	62.9	187 cm	66.6	78.3	86.1	94.0

* BMI (Body Mass Index) 체질량 지수 계산법

BMI 지수 = 몸무게(kg) ÷ (신장(m) x 신장(m))   예) 몸무게 50kg, 키 160㎝ 일 때, BMI 지수 = 50 ÷ (1.6 x 1.6)= 19.5

뇌美인 | TRAINING 365

초판 1쇄 발행 : 2015년 12월 4일

초판 3쇄 발행 : 2020년 9월 17일

지은이 : 조진주, 박종신, 나덕렬

자문위원 : 삼성서울병원 신경과 신경심리실 _ 진주희, 이병화, 원다흰, 이정하

펴낸이 : 박종신

출판 디렉터 : 이용현

디자인 : 앤 커뮤니케이션 (02-523-6981)

컬럼 출처 : [얼굴 관리하듯 뇌 관리하여 100살까지 아름답자 살자]
　　　　　뇌美인 위즈덤하우스 발췌

펴낸곳 : 도서출판 뇌미인

출판등록 : 2015년 6월 5일

주소 : 경기도 남양주시 사릉로 34번길 21, 105동 509호

전화 : 031-592-2353 / 팩스 : 050-4191-5259

전자우편 : brainbeauty365@gmail.com

인쇄 제본 : 서울프로아트

ISBN : 979-11-956781-0-5(03510)

값 27,000원

• 이 책의 전부 또는 일부 내용을 재사용하려면 사전에 저작권자와 도서출판 뇌미인의 동의를 받으셔야 합니다.